Krankenpfleger

in der

Nuklearmedizin

Der vollständige Leitfaden

ALEXANDRE CAREWELL

Inhaltsverzeichnis

« *Nuklearmedizin: Wo Patienten buchstäblich von innen heraus leuchten, damit die Ärzte sehen können, was ihnen fehlt.* »

Einführung

Nuklearmedizin :
eine kurze Präsentation.

Die Nuklearmedizin, die aufgrund ihres vielsagenden Namens oft von einem Schleier des Geheimnisvollen umgeben ist, ist in Wirklichkeit ein faszinierendes medizinisches Fachgebiet, das Wissenschaft, Technologie und Pflege miteinander verbindet. Sie entstand aus dem Zusammentreffen von Fortschritten in der Kernphysik und dem unaufhörlichen Bedarf der Medizin an neuen Diagnose- und Behandlungsmethoden.

Im Mittelpunkt dieser Disziplin stehen Radiopharmaka, radioaktive Substanzen, die entweder zur Erstellung detaillierter Bilder der Vorgänge im Inneren des menschlichen Körpers oder zur Behandlung bestimmter Krankheiten verwendet werden. Das Besondere an diesen Substanzen ist ihre Fähigkeit, bestimmte Bereiche des Körpers anzusteuern, wodurch die Ärzte einen intimen und genauen Einblick in die Vorgänge im Inneren des Patienten erhalten, oft lange bevor Symptome auftreten.

Mit anderen Worten: Nuklearmedizin ist ein bisschen so, als hätte man superstarke Augen, die hinter die Oberfläche blicken und Details aufdecken können, die andere bildgebende Verfahren nicht erfassen können. Diese Spezifität macht sie zu einem unschätzbaren Werkzeug bei der Diagnose von Krankheiten wie Krebs, Herzstörungen oder neurologischen Erkrankungen.

Die Nuklearmedizin beschränkt sich jedoch nicht auf die Diagnose. Sie spielt auch eine therapeutische Rolle. Krankheiten wie bestimmte Arten von Schilddrüsenkrebs werden mithilfe von Radioaktivität behandelt, um die kranken Zellen anzusteuern und zu zerstören - ein Ansatz, der die Behandlung dieser Patienten revolutioniert hat.

Hinter dieser hochmodernen Technologie steht jedoch eine zutiefst menschliche Dimension. Bei jedem Verfahren, jedem Scan und jeder Behandlung geht es um einen Patienten mit seinen Sorgen, Hoffnungen und Bedürfnissen. Und genau hier ist die Zusammenarbeit zwischen den Gesundheitsfachkräften, einschließlich Krankenpflegern, die auf Nuklearmedizin spezialisiert sind, von entscheidender Bedeutung. Sie sind das Bindeglied zwischen einer komplexen Technologie und dem Patienten und sorgen dafür, dass jeder Schritt mit Sorgfalt, Mitgefühl und Fachwissen ausgeführt wird.

So ist die Nuklearmedizin jenseits von Isotopen und Szintigraphien eine Geschichte kontinuierlicher Innovation im Dienste der Menschheit, ein Bereich, in dem Wissenschaft und Fürsorge zusammenkommen, um vielen Patienten auf der ganzen Welt Hoffnung zu bringen.

Die zentrale Rolle des Krankenpflegers.

Der Krankenpfleger ist mehr als nur ein Rädchen im Getriebe der medizinischen Maschinerie, er nimmt bei der Betreuung von Patienten in der Nuklearmedizin eine zentrale Stellung ein. Seine Funktion geht weit über die Verwaltung der Pflege hinaus; sie umfasst auch die Beziehung zwischen Patient und Pflegekraft, die Koordination der Behandlung und die Rolle des Erziehers.

Zunächst einmal ist es wichtig zu verstehen, dass der Krankenpfleger häufig die erste Anlaufstelle für den Patienten ist. Bevor eine Szintigraphie durchgeführt oder eine Therapie verabreicht wird, ist es der Krankenpfleger, der den Patienten begrüßt, beruhigt und vorbereitet. In einer Welt, in der Radioaktivität oft mit Sorge oder Angst verbunden ist, ist seine Fähigkeit, zu informieren und Vertrauen aufzubauen, von entscheidender Bedeutung.

Die Menschlichkeit des Krankenpflegers zeigt sich auch in seiner Rolle als Erzieher. Er ist nicht nur dazu da, Medikamente zu verabreichen oder Geräte zu überwachen. Er erklärt auch Verfahren, beantwortet Fragen und entmystifiziert Ängste. Auf diese Weise gibt der Krankenpfleger dem Patienten die Schlüssel an die Hand, um selbst zum Akteur seines eigenen Pflegeprozesses zu werden.

In der Nuklearmedizin spielt der Krankenpfleger auch eine unverzichtbare technische Rolle. Die Zubereitung von Radiopharmazeutika, die Überwachung der Patienten während der Untersuchungen, der Umgang mit potenziellen Nebenwirkungen: All diese Aufgaben erfordern ein hohes Maß an Fachwissen. Der Krankenpfleger ist der Garant für die Sicherheit des Patienten in einer Umgebung, in der Präzision und Wachsamkeit von entscheidender Bedeutung sind.

Über diese technischen Verantwortlichkeiten hinaus ist der Krankenpfleger für Nuklearmedizin auch ein Koordinator. Sie ist das Bindeglied zwischen dem Arzt, dem Techniker, dem Patienten und manchmal auch anderen Angehörigen der Gesundheitsberufe. Seine Aufgabe ist es, dafür zu sorgen, dass alles harmonisch abläuft, dass Informationen fließen und dass jeder Schritt des medizinischen Weges für das Wohlbefinden des Patienten optimiert wird.

Wenn die Nuklearmedizin eine komplexe Symphonie aus Technologie, Wissenschaft und Pflege ist, dann ist der Krankenpfleger der Dirigent dieses Orchesters. Er sorgt dafür, dass jede Note perfekt gespielt wird, und er sorgt dafür, dass der Patient, der im Mittelpunkt dieser Melodie steht, mit Mitgefühl, Kompetenz und Hingabe die bestmögliche Pflege erhält.

Kapitel 1 :
GRUNDLAGEN
DER NUKLEARMEDIZIN

Geschichte und Entwicklung der Nuklearmedizin.

Die Nuklearmedizin, eine Disziplin an der Schnittstelle zwischen Physik, Biologie und Medizin, hat eine reiche Geschichte, die die rasante Entwicklung von Technologie und Wissen im 20. Jahrhundert widerspiegelt.

Die Geschichte der Nuklearmedizin beginnt eigentlich mit der Entdeckung der Radioaktivität durch Henri Becquerel im Jahr 1896, der kurz darauf die Arbeiten von Marie und Pierre Curie mit Radium und Polonium folgten. Diese Entdeckungen legten den Grundstein für das Verständnis der Eigenschaften radioaktiver Materialien und ihrer potenziellen medizinischen Verwendung.

Mit der Entwicklung der ersten Zyklotrone in den 1930er und 1940er Jahren wurde es möglich, radioaktive Isotope künstlich herzustellen. Diese Instrumente öffnen die Tür für die Verwendung radioaktiver Substanzen zur Darstellung und Behandlung von Krankheiten. Die erste erfolgreiche Behandlung einer Schilddrüsenerkrankung mit radioaktivem Jod im Jahr 1941 markiert einen Wendepunkt.

In der Nachkriegszeit kam es zu einem raschen Aufschwung der Nuklearmedizin, der durch Fortschritte in der Technologie und Investitionen in die Kernforschung unterstützt wurde. In den 1950er Jahren wurde das Konzept der Szintigraphie eingeführt. Bei dieser Technik werden spezielle Kameras verwendet, um die von in den

Körper eingebrachten radioaktiven Isotopen ausgehende Strahlung zu erfassen, wodurch die Verteilung dieser Isotope sichtbar gemacht und eine Vielzahl von Krankheiten diagnostiziert werden können.

In den 1970er Jahren kam die Positronen-Emissions-Tomographie (PET) auf, ein großer Fortschritt, der dreidimensionale Bilder des menschlichen Körpers mit einer nie dagewesenen Auflösung liefert. Später mit der Computertomographie (CT) gekoppelt, wurde diese Technologie zu einem unschätzbaren Werkzeug für die Diagnose und Überwachung vieler Krankheiten, insbesondere Krebs.

Am Ende des 20. und zu Beginn des 21. Jahrhunderts entwickelt sich die Nuklearmedizin mit neuen Bildgebungsverfahren, neuen Radiopharmaka und gezielteren Behandlungen weiter. Bildfusionen, wie die Kombination von PET/CT, bieten eine bessere Lokalisierung von Läsionen und umfassendere Informationen.

Heute ist die Nuklearmedizin ein etabliertes Fachgebiet, das für seine Fähigkeit anerkannt ist, einzigartige Informationen über die Physiologie und Pathologie des menschlichen Körpers zu liefern. Sie ist ein Beispiel dafür, wie Innovation, Wissenschaft und Medizin zusammenarbeiten können, um die Patientenversorgung zu verändern und neue Perspektiven für Diagnose und Behandlung zu eröffnen.

Radioaktive Isotope : Freunde oder Feinde?

Radioaktive Isotope, die in der Welt der Nuklearmedizin allgegenwärtig sind, rufen oft zwiespältige Gefühle hervor.

Schon ihr Name weckt gleichzeitig Assoziationen mit revolutionären medizinischen Fortschritten und potenziellen Bedrohungen. Doch wie so viele Werkzeuge aus dem großen Arsenal der Wissenschaft sind auch diese Isotope weder von Natur aus gut noch von Grund auf schlecht. Ihr Wert liegt in der Art und Weise, wie wir sie verwenden.

Freunde bei der Diagnose und Behandlung
Das nutzbringende Potenzial radioaktiver Isotope in der Medizin ist unbestritten. Sie sind für die Diagnose zahlreicher Erkrankungen von entscheidender Bedeutung. Die Szintigraphie beispielsweise beruht darauf, dass dem Patienten radioaktive Isotope verabreicht werden, um detaillierte Bilder des Körpers zu erhalten. Diese Isotope richten sich nach ihrer Einführung auf bestimmte Organe oder Gewebe und ermöglichen es den Ärzten, Anomalien mit beispielloser Genauigkeit zu erkennen.

Darüber hinaus haben einige Isotope die Fähigkeit, Krankheiten zu behandeln. Krebs zum Beispiel kann mit Radioisotopen gezielt und behandelt werden. Ihre Radioaktivität zerstört die kranken Zellen und bietet eine Alternative oder Ergänzung zu anderen Behandlungen wie Operationen oder Chemotherapie.

Potenzielle Feinde, wenn schlecht gehandhabt
Radioaktivität ist jedoch nicht ohne Risiken. Eine übermäßige oder unnötige Strahlenbelastung kann gesunde Zellen schädigen und so das Risiko für Krebs oder andere Erkrankungen erhöhen. Deshalb werden bei jedem medizinischen Verfahren die Menge und Art des Isotops sowie die Dauer der Bestrahlung sorgfältig berechnet und überwacht.

Darüber hinaus ist der Umgang mit radioaktiven Abfällen von entscheidender Bedeutung. Die in der Nuklearmedizin verwendeten Materialien müssen mit äußerster Vorsicht gelagert, gehandhabt und entsorgt werden, um eine Kontamination zu vermeiden.

<u>Wertvolle Werkzeuge mit großer Verantwortung</u>
Wie jeder mächtige wissenschaftliche Fortschritt bringen auch die radioaktiven Isotope ihre Versprechungen und Vorsichtsmaßnahmen mit sich. Sie symbolisieren das heikle Gleichgewicht zwischen dem Potenzial zur Heilung und der Notwendigkeit eines vorsichtigen Umgangs.

So können radioaktive Isotope sowohl unsere Freunde als auch unsere Feinde sein, es kommt nur darauf an, wie wir sie verstehen und anwenden. In den kompetenten Händen von Fachleuten der Nuklearmedizin sind sie unschätzbare Instrumente, die Leben retten können. Sie erinnern uns aber auch an die ernste Verantwortung, die mit der Macht der Wissenschaft einhergeht.

Die Ausrüstung: Szintigraphie, PET, Gamma-Kameras und mehr.

Die Nuklearmedizin beruht auf einer Reihe von hochmodernen Geräten, mit denen der menschliche Körper nicht-invasiv untersucht und bestimmte Krankheiten behandelt werden können. Hier ein Überblick über diese faszinierenden und wichtigen Geräte.

<u>1. Szintigraphie :</u>
Die Szintigraphie ist ein medizinisches Bildgebungsverfahren, bei dem Radioisotope verwendet werden, die vom Patienten injiziert, eingeatmet oder eingenommen werden. Diese Isotope senden Gammastrahlen aus, die anschließend von einer Gammakamera aufgefangen werden.
    Gamma-Kameras :

Diese Geräte erkennen die Gammastrahlung, die von dem Radiopharmazeutikum im Körper des Patienten abgegeben wird. Sie bestehen aus speziellen Kristallen, die die Strahlung in Licht umwandeln, das dann in elektrische Signale umgewandelt wird, um Bilder zu erzeugen. Die gewonnenen Bilder bieten eher funktionelle als anatomische Informationen und zeigen, wie Organe und Gewebe in Echtzeit funktionieren.

2. Positronen-Emissions-Tomographie (PET oder englisch PET) :
Die PET ist ein bildgebendes Verfahren, das weiter fortgeschritten ist als die herkömmliche Szintigraphie. Sie arbeitet mit Isotopen, die Positronen aussenden. Wenn diese Positronen auf Elektronen im Körper treffen, erzeugen sie Gammastrahlen, die dann von der PET-Kamera erfasst werden.
PET-Kamera :
Sie ähnelt einem CT-Scanner und wird oft in Verbindung mit diesem eingesetzt (PET/CT). PET-Bilder zeigen, wo im Körper Glukose verbraucht wird. Dies ist besonders hilfreich bei der Lokalisierung von Tumoren, die oft mehr Glukose verbrauchen als normales Gewebe.

3. Computertomographie (CT oder CT auf Englisch) :
Obwohl die CT nicht spezifisch für die Nuklearmedizin ist, wird sie oft in Kombination mit der PET verwendet, um sowohl anatomische als auch funktionelle Bilder zu erhalten. Die Computertomographie verwendet Röntgenstrahlen, um detaillierte Bilder des Körpers zu erstellen.

4. Strahlungstherapien :
Neben bildgebenden Geräten verwendet die Nuklearmedizin auch Geräte zur Verabreichung von therapeutischen Radiopharmazeutika. Diese Therapien

können in Form von Injektionen, Kapseln oder speziellen internen Geräten verabreicht werden.

5. Schutz- und Messsysteme :
Angesichts der radioaktiven Natur der verwendeten Substanzen sind Schutzausrüstungen wie plombierte Schirme, Spezialkittel und Dosimeter (die die Strahlenbelastung messen) für die Sicherheit der Patienten und des Gesundheitspersonals unerlässlich.

Im Laufe der Jahre hat sich die Technologie hinter diesen Geräten erheblich weiterentwickelt und bietet eine bessere Bildauflösung, geringere Strahlendosen und genauere Informationen über den menschlichen Körper. Diese Fortschritte verändern weiterhin die Art und Weise, wie Krankheiten diagnostiziert, überwacht und behandelt werden, und machen die Nuklearmedizin zu einem ebenso dynamischen wie entscheidenden Bereich im modernen medizinischen Panorama.

Die Verbindung zwischen Radiopharmazie und Nuklearmedizin.

Die Radiopharmazie und die Nuklearmedizin sind eng miteinander verbunden und bilden ein untrennbares Tandem in der heutigen medizinischen Landschaft. Um diese enge Verbindung zu verstehen, müssen die einzelnen Bereiche definiert und untersucht werden, wie sie sich überschneiden.

1. **Radiopharmazie :**
   Die Radiopharmazie befasst sich mit der Entwicklung, Herstellung und Abgabe von Radiopharmazeutika. Ein Radiopharmazeutikum ist ein Präparat, das ein radioaktives Isotop enthält, das an ein bestimmtes Molekül oder eine bestimmte Verbindung gebunden ist.

Diese Präparate können sich an bestimmte Gewebe, Organe oder Zellen im Körper binden und ermöglichen so die Darstellung oder Behandlung bestimmter Erkrankungen.

2. Nuklearmedizin :

Die Nuklearmedizin wiederum ist ein medizinisches Fachgebiet, das Radiopharmazeutika zu diagnostischen oder therapeutischen Zwecken einsetzt. Sie kann Informationen über die Funktion und Struktur von Geweben und Organen bieten oder eine gezielte Behandlung bestimmter Krankheiten ermöglichen.

Die Verbindung zwischen den beiden :

Diagnose :

Radiopharmazeutika werden als Kontrastmittel in der Nuklearmedizin verwendet. Wenn sie in den Körper eingebracht werden, geben sie Strahlung ab, die von Geräten wie einer Gammakamera oder einem PET-Gerät erkannt werden kann. Diese funktionellen Bilder zeigen, wie Organe und Gewebe funktionieren, und können Anomalien aufdecken.

Therapie :

Einige Radiopharmazeutika haben therapeutische Eigenschaften. Beispielsweise kann radioaktives Jod zur Behandlung von Schilddrüsenerkrankungen eingesetzt werden. In diesem Zusammenhang besteht die Aufgabe der Radiopharmazie darin, ein sicheres und wirksames Radiopharmazeutikum bereitzustellen, das spezifisch auf kranke Zellen oder Gewebe abzielt.

Forschung & Entwicklung :

Die Radiopharmazie spielt eine entscheidende Rolle bei der Suche nach neuen Radiopharmazeutika. Diese Zusammenarbeit mit der Nuklearmedizin ermöglicht Innovationen, eine genauere Diagnose und die Entwicklung neuer Behandlungsmethoden.

Qualität & Sicherheit :

Die Herstellung und Abgabe von Radiopharmazeutika

erfordert strenge Qualitätsstandards, um ihre Wirksamkeit und Sicherheit zu gewährleisten. Die Fachkräfte der Radiopharmazie achten darauf, dass diese Standards eingehalten werden, und stellen so sicher, dass die in der Nuklearmedizin verwendeten Produkte sowohl sicher als auch geeignet sind.

Radiopharmazie und Nuklearmedizin sind zwei Facetten desselben Bereichs, die Hand in Hand arbeiten, um die Patientenversorgung zu verbessern. Die erste liefert die Werkzeuge, während die zweite sie zur Diagnose und Behandlung einsetzt. Gemeinsam verkörpern sie das Versprechen einer Präzisionsmedizin, die sich auf die individuellen Bedürfnisse der Patienten konzentriert.

Kapitel 2 :
DER ALLTAG EINES RANKENPFLEGERS IN DER NUKLEARMEDIZIN

Vorbereitung des Patienten : vor, während und nach der Prüfung.

Die Vorbereitung des Patienten ist ein entscheidender Aspekt der Nuklearmedizin. Sie gewährleistet nicht nur die Qualität der erhaltenen Bilder, sondern auch die Sicherheit und das Wohlbefinden des Patienten. Eine nuklearmedizinische Untersuchung erfordert oft eine spezifische Vorbereitung, die sich je nach Art der Untersuchung und des verwendeten Radiopharmakons unterscheidet. Im Folgenden erhalten Sie einen Überblick über die Vorbereitung des Patienten vor, während und nach einer nuklearmedizinischen Untersuchung.

Vor der Prüfung :

- **Ärztliche Konsultation:** Vor jeder Untersuchung sollte der Patient in der Regel den Nuklearmediziner konsultieren, um den Zweck der Untersuchung, die Krankengeschichte, die eingenommenen Medikamente und andere relevante Faktoren zu besprechen.
- **Fasten:** Bei einigen Untersuchungen, wie z. B. PET, kann es erforderlich sein, dass der Patient vor der Verabreichung des Radiopharmakons mehrere Stunden lang fastet.
- **Hydratation:** Es wird häufig empfohlen, vor der Untersuchung viel Wasser zu trinken, um die Ausscheidung des Radiopharmakons nach der Untersuchung zu erleichtern.

Bequeme Kleidung: Es wird empfohlen, bequeme Kleidung zu tragen und jeglichen Schmuck oder Metallgegenstände abzulegen.

Besondere Anweisungen: Je nach Prüfung können besondere Anweisungen gegeben werden, z. B. das Vermeiden bestimmter Medikamente oder das Einhalten einer bestimmten Diät.

Während der Prüfung :

Verabreichung **des Radiopharmakons:** Das Radiopharmakon wird durch Injektion, Inhalation oder Einnahme verabreicht. Der Patient kann manchmal ein leichtes Kälte- oder Wärmegefühl bei der Injektion verspüren.

Zeit bis zur Verabreichung : Nach der Verabreichung kann es notwendig sein, zu warten, bis sich das Radiopharmazeutikum im Körper verteilt und das Zielorgan oder -gewebe erreicht hat.

Positionierung : Der Patient wird auf einem Untersuchungstisch platziert. Während der Bildaufnahme muss der Patient unbedingt stillhalten, um die Bildqualität zu gewährleisten.

Kommunikation: Während der gesamten Untersuchung wird das medizinische Personal mit dem Patienten kommunizieren, ihm Anweisungen geben und dafür sorgen, dass er sich wohlfühlt.

Nach der Prüfung :

Hydratation: Es wird häufig empfohlen, nach der Untersuchung viel Wasser zu trinken, da dies dazu beiträgt, das Radiopharmakon schnell aus dem Körper zu entfernen.

Warten auf die Ergebnisse: Die erhaltenen Bilder werden vom Nuklearmediziner analysiert, und die Ergebnisse werden in der Regel bei einer späteren Konsultation besprochen.

Anweisungen nach der Untersuchung: In seltenen Fällen können spezielle Anweisungen gegeben werden, wie z. B. die Vermeidung von engem Kontakt mit Kleinkindern oder schwangeren Frauen für eine kurze Zeit aufgrund der verbleibenden Radioaktivität.

Nebenwirkungen: Nebenwirkungen von nuklearmedizinischen Untersuchungen sind selten. Wenn der Patient jedoch nach der Untersuchung irgendwelche Beschwerden oder ungewöhnliche Symptome verspürt, sollte er sich an seinen Arzt wenden.

Die Vorbereitung des Patienten in der Nuklearmedizin ist entscheidend, um qualitativ hochwertige Bilder zu erhalten und gleichzeitig die Sicherheit und den Komfort des Patienten zu gewährleisten. Eine gute Kommunikation zwischen dem Patienten und dem medizinischen Personal ist für einen reibungslosen Ablauf der Untersuchung von entscheidender Bedeutung.

Verwaltung von Radiopharmazeutika.

Die Verabreichung von Radiopharmazeutika ist ein grundlegender Schritt in der Nuklearmedizin, der Strenge, Genauigkeit und die Einhaltung von Protokollen erfordert. Wenn diese radioaktiven Substanzen dem Patienten verabreicht werden, liefern sie diagnostische Bilder oder werden zu therapeutischen Zwecken eingesetzt. Lassen Sie uns diesen Prozess im Detail betrachten.

1. Arten von Radiopharmazeutika :
Es gibt viele verschiedene Radiopharmazeutika, die jeweils auf ein bestimmtes Organ, Gewebe oder einen physiologischen Prozess abzielen. Die Wahl des Radiopharmakons hängt von der geplanten Untersuchung oder Behandlung ab.

2. Wege der Verabreichung :
Intravenöse Injektion: Die häufigste Methode. Das Radiopharmakon wird direkt in eine Vene, meist am Arm, injiziert.
Verschlucken: Bei einigen Untersuchungen, z. B. der Schilddrüse, kann es erforderlich sein, eine Kapsel oder eine flüssige Lösung, die das Radiopharmazeutikum enthält, zu schlucken.
Inhalation: Für Untersuchungen der Lunge muss der Patient möglicherweise ein radioaktives Gas oder Aerosol einatmen.
Intraarterielle oder intrathekale Injektion: Für bestimmte Verfahren kann das Radiopharmazeutikum direkt in eine Arterie oder in den Subarachnoidalraum um das Rückenmark verabreicht werden.

3. Vorbereitung des Patienten :
Vor der Verabreichung muss unbedingt die Identität des Patienten überprüft, die verordnete Untersuchung bestätigt und sichergestellt werden, dass alle Anweisungen vor der Untersuchung befolgt wurden. Allergien, aktuelle Medikamente und die relevante medizinische Vorgeschichte sollten ebenfalls überprüft werden.

4. Dosierung :
Die Dosierung des Radiopharmakons wird sorgfältig berechnet und richtet sich nach der Untersuchung, dem Gewicht des Patienten und anderen Faktoren. Ziel ist es, die minimal notwendige Menge zu verwenden, um qualitativ hochwertige Bilder zu erhalten und gleichzeitig die Sicherheit des Patienten zu gewährleisten.

5. Sicherheitsmaßnahmen :
Das Personal, das Radiopharmaka verabreicht, ergreift Schutzmaßnahmen, um die Strahlenbelastung zu minimieren, wie z. B. die Verwendung von abgeschirmten

Spritzen, das Tragen von Handschuhen und die Verwendung von verbleiten Abschirmungen.

6. Überwachung des Patienten :
Nach der Verabreichung wird der Patient manchmal überwacht, um sicherzustellen, dass es keine unmittelbaren Nebenwirkungen gibt. Obwohl selten, können allergische Reaktionen oder andere Nebenwirkungen auftreten.

7. Entsorgung :
Radiopharmazeutika werden auf natürliche Weise aus dem Körper ausgeschieden, hauptsächlich über die Harnwege. Die Patienten werden oft dazu angehalten, nach der Untersuchung viel Wasser zu trinken, um diesen Prozess zu beschleunigen. Es können Vorsichtsmaßnahmen zur Vermeidung einer radioaktiven Kontamination empfohlen werden, z. B. das Händewaschen nach dem Toilettengang.

Die Verabreichung von Radiopharmazeutika ist ein komplexes Verfahren, das eine spezielle Ausbildung, eine angemessene Ausrüstung und die strikte Einhaltung von Protokollen erfordert. Wenn es korrekt durchgeführt wird, liefert es wertvolle Informationen für die Diagnose und Behandlung vieler Krankheiten.

Überwachung und Sicherheitsmaßnahmen.

Die Nuklearmedizin ist zwar vorteilhaft, birgt aber auch Risiken, die mit der Verwendung radioaktiver Stoffe verbunden sind. Daher sind Überwachung und Sicherheitsmaßnahmen zum Schutz des Patienten, des medizinischen Personals und der Umwelt von größter Bedeutung.

1. Schutz des Patienten :

   Mindestdosierung: Radiopharmazeutika werden in den Mindestmengen verabreicht, die erforderlich sind, um eine gute Bildqualität oder eine therapeutische Wirkung zu erzielen und gleichzeitig die Strahlenbelastung zu minimieren.

   Information der Patienten : Die Patienten werden über die Risiken und den Nutzen der Untersuchung oder Behandlung aufgeklärt. Außerdem erhalten sie ggf. Anweisungen, wie sie die Exposition ihrer Umgebung verringern können.

2. Schutz des medizinischen Personals :

   Schulung: Das Personal wird in den Grundsätzen des Strahlenschutzes, den sicheren Verabreichungstechniken und den Notfallverfahren geschult.

   Schutzausrüstung: Handschuhe, Bleischürzen, Schutzschirme und andere Vorrichtungen werden verwendet, um die Strahlenexposition zu verringern.

   Dosimetermonitore: Das Personal trägt Dosimeter, die die Strahlenbelastung über einen bestimmten Zeitraum messen.

   Arbeitsprotokolle: Die Verfahren sind so konzipiert, dass die Expositionszeit minimiert und der Abstand zu den radioaktiven Quellen maximiert wird.

3. Hygienemaßnahmen :

   Händewaschen: Eine gründliche Hygiene ist wichtig, um eine Ansteckung zu vermeiden.

   Sichere Entsorgung: Alle radioaktiven Abfälle, ob Spritzen, Handschuhe oder Ausscheidungsprodukte, werden vorsichtig gehandhabt und vorschriftsmäßig entsorgt.

4. Sicherheit der Einrichtungen :

   Zoneneinteilung: Bereiche, in denen mit radioaktiven Stoffen umgegangen wird oder in denen diese gelagert werden, sind eindeutig gekennzeichnet und eingeschränkt.

- **Belüftung:** Die Arbeitsbereiche sind mit geeigneten Belüftungssystemen ausgestattet, um die Ausbreitung von radioaktiven Stoffen zu verhindern.
- **Strahlungsdetektoren: Es gibt** Alarme und Detektoren, die hohe Strahlungswerte oder Lecks melden.

5. Umweltüberwachung :
- **Regelmäßige Kontrolle:** Die Strahlungswerte werden in und um die Einrichtungen regelmäßig überwacht, um sicherzustellen, dass sie innerhalb akzeptabler Grenzen bleiben.
- **Abfallentsorgung :** Radioaktiver Abfall wird gemäß den behördlichen Richtlinien gelagert, gehandhabt und entsorgt, wodurch eine langfristige Sicherheit gewährleistet wird.

6. Notfallplan :
- **Ausbildung und Simulationen :** Das Personal wird in der Reaktion auf Notfälle geschult, und es werden regelmäßig Simulationen durchgeführt.
- **Notfallset:** Notfallsets für Verschüttungen oder andere Vorfälle sind erhältlich und enthalten alles, was zur Bewältigung einer Notfallsituation benötigt wird.

Die Sicherheit in der Nuklearmedizin hat höchste Priorität. Durch strenge Vorschriften, umfassende Schulungen und geeignete Ausrüstung werden die mit der Verwendung radioaktiver Stoffe verbundenen Risiken gehandhabt und minimiert, sodass die Sicherheit aller gewährleistet ist.

Kommunikation :
den Patienten beruhigen und informieren

Die Kommunikation spielt eine entscheidende Rolle bei der Erfahrung eines Patienten in der Nuklearmedizin. Da dieses Fachgebiet der breiten Öffentlichkeit weniger vertraut ist als andere medizinische Bereiche und mit der Verwendung radioaktiver Substanzen verbunden ist, können Patienten Ängste oder Sorgen verspüren. Eine effektive Kommunikation ist daher von entscheidender Bedeutung, um den Patienten zu beruhigen, aufzuklären und durch den gesamten Prozess zu führen.

1. Aktives Zuhören :

   Bedenken verstehen : Wenn Sie sich die Zeit nehmen, den Bedenken und Fragen des Patienten zuzuhören, können Sie die Informationen, die Sie bereitstellen möchten, gezielt einsetzen.

   Gefühle validieren: Das Erkennen und Validieren der Gefühle des Patienten, seien sie ängstlicher, neugieriger oder anderer Art, ist der erste Schritt zum Aufbau einer vertrauensvollen Beziehung.

2. Klare und angemessene Informationen :

   Verständliche Sprache: Auch wenn die Zielgruppe hauptsächlich aus Krankenpflegern besteht, ist es entscheidend, sich klar und einfach auszudrücken, wenn man sich direkt an den Patienten wendet, und medizinischen Fachjargon möglichst zu vermeiden.

   Visuelle Unterstützung: Die Verwendung von Schemata, Broschüren oder Videos kann dem Patienten helfen, das Verfahren besser zu verstehen.

3. Antizipation von Fragen :

   Den Prozess erklären: Beschreiben Sie Schritt für Schritt, was der Patient zu erwarten hat, von der Vorbereitung bis zur eigentlichen Untersuchung und der anschließenden Nachsorge.

   Risiken und Nutzen: Erklären Sie, warum die Untersuchung notwendig ist, was sie ergeben kann und welche Alternativen es möglicherweise gibt. Es ist auch entscheidend, die damit verbundenen Risiken anzusprechen, selbst wenn sie minimal sind.

4. Interaktion fördern :

   Fragen stellen: Den Patienten dazu anregen, Fragen zu stellen und seine Bedenken zu äußern.

Ehrliche Antworten : Wenn eine Frage nicht sofort beantwortet werden kann, ist es am besten, dies zuzugeben und sich zu verpflichten, so schnell wie möglich eine Antwort zu geben.

5. Ein Klima des Vertrauens aufbauen :

Empathische Haltung: Einfühlungsvermögen und Verständnis zu zeigen, kann den Patienten sehr beruhigen.

Vertraulichkeit: Dem Patienten versichern, dass alle ihn betreffenden Informationen mit größter Sorgfalt und unter Wahrung der Vertraulichkeit behandelt werden.

6. Informationen nach der Prüfung :

Was ist zu erwarten: Informieren Sie den Patienten darüber, wie er sich nach der Untersuchung fühlen könnte, und geben Sie ihm Ratschläge, wie er seine Genesung oder Erholung fördern kann.

Nachbereitung: Erklären Sie, wann und wie die Ergebnisse mitgeteilt werden und was die nächsten Schritte sind.

Kommunikation ist ein mächtiges Instrument, um eine potenziell belastende Erfahrung in eine beruhigende und aufklärende Erfahrung für den Patienten zu verwandeln. Ein gut informierter Patient ist in der Regel entspannter und kooperativer, was den Verlauf der Untersuchung oder Behandlung erleichtert.

Kapitel 3 :
SPEZIFISCHE VERFAHREN
UND INTERVENTIONEN

Die verschiedenen Arten von Szintigraphien.

Die Szintigraphie ist ein bildgebendes Verfahren, bei dem Radiopharmaka eingesetzt werden, um die Funktion verschiedener Organe oder Gewebe darzustellen und zu bewerten. Da sie auf dem Nachweis von Strahlung beruht, die von diesen Substanzen nach ihrer Verabreichung an den Patienten abgegeben wird, bietet sie im Gegensatz zu Techniken wie CT oder MRT eher eine funktionelle als eine anatomische Sicht. Es gibt verschiedene Arten von Szintigraphien, die je nach Organ oder Zielpathologie durchgeführt werden.

1. Knochenszintigraphie :
   Zweck: Beurteilung der Knochenaktivität, insbesondere bei unerklärlichen Schmerzen, Knochenmetastasen oder Knochenbrüchen, die auf Röntgenbildern nicht sichtbar sind.
   Häufig verwendetes Radiopharmazeutikum: Technetium-99m.
2. Herzszintigraphie :
   Zweck: Untersuchung des Blutflusses im Herzmuskel, Beurteilung der Bereiche mit Infarkt oder Ischämie.
   Häufig verwendetes Radiopharmazeutikum: Thallium-201 oder Technetium-99m.
3. Schilddrüsen-Szintigraphie :
   Zweck: Beurteilt die Funktion und Morphologie der Schilddrüse, erkennt Knoten oder Entzündungen.

Häufig verwendetes Radiopharmazeutikum: Jod-123 oder Technetium-99m.

4. Lungenszintigraphie :

Ziel: Erkennung von Lungenembolien, Beurteilung der Ventilation und der Lungenperfusion.

Häufig verwendetes Radiopharmazeutikum: Technetium-99m.

5. Nierenszintigraphie :

Zweck: Beurteilt die Funktion und Struktur der Nieren, erkennt Obstruktionen oder Entzündungen.

Häufig verwendetes Radiopharmazeutikum: Technetium-99m.

6. Hepatobiliäre Szintigraphie :

Zweck: Untersuchung der Funktion der Leber und der Gallenwege, Erkennung von Verstopfungen oder Entzündungen.

Häufig verwendetes Radiopharmazeutikum: Iminodiessigsäure-markiertes Technetium-99m.

7. Parathyroidszintigraphie :

Ziel: Lokalisierung der überaktiven Nebenschilddrüsen bei Hyperparathyreoidismus.

Häufig verwendetes Radiopharmazeutikum: Technetium-99m oder Sestamibi.

8. Szintigraphie des Verdauungstrakts :

Zweck: Suche nach inneren Blutungen, Untersuchung der Motilität oder Erkennung von Entzündungen wie Morbus Crohn.

Häufig verwendetes Radiopharmazeutikum: Technetium-99m.

Jede dieser Szintigraphien bietet wertvolle Einblicke in die Funktion und den Zustand des untersuchten Organs und trägt so zur Diagnose, Behandlungsplanung und Überwachung von Erkrankungen bei. Vor der Durchführung einer Szintigraphie kann eine spezielle Vorbereitung erforderlich sein, und es ist von entscheidender

Bedeutung, den Patienten über die Sicherheit und den Ablauf der Untersuchung zu informieren und zu beruhigen.

Radionuklidtherapien.

Radionuklidtherapien, auch bekannt als Radioisotopentherapien, stellen einen einzigartigen Ansatz zur Behandlung verschiedener, vor allem onkologischer Erkrankungen dar. Anstatt nur externe Strahlung zur Behandlung einer Krankheit einzusetzen (wie bei der externen Strahlentherapie), werden bei der Radionuklidtherapie radioaktive Isotope verwendet, die dem Patienten verabreicht werden, um gezielt bestimmte Zellen oder Gewebe anzusprechen.

1. Grundprinzip :
   Radioaktive Isotope werden entweder eingenommen, injiziert oder direkt in den Körper implantiert. Diese Isotope geben Strahlung ab, die kranke Zellen zerstören kann, während das umliegende gesunde Gewebe weitgehend geschont wird.
2. Arten von Radionuklidtherapien :
   Radioimmuntherapie :
      Verwendet mit Radioisotopen markierte Antikörper, um spezifisch auf Tumorzellen zu zielen.
      Beispiel: Die Behandlung des Non-Hodgkin-Lymphoms mit Ibritumomab Tiuxetan (Zevalin).
   Therapie mit radioaktiv markierten Peptiden :
      Peptide, die an Rezeptoren auf Tumorzellen binden, werden mit radioaktiven Isotopen markiert.
      Beispiel: Die Behandlung von neuroendokrinen Tumoren mit DOTATATE, das mit Lutetium-177 markiert ist.

Radionuklidtherapie für die Schilddrüse :
Verwendet radioaktives Jod (I-131) zur Behandlung von Schilddrüsenerkrankungen, sowohl bei Krebs als auch bei Schilddrüsenüberfunktion.

Radioembolisation :
Radiomarkierte Mikrokügelchen werden in die Arterien eingeführt, die einen Tumor, in der Regel die Leber, versorgen, um lokal Strahlung abzugeben und die Blutzufuhr zum Tumor zu blockieren.
Beispiel: Die Radioembolisation mit Yttrium-90 bei Lebertumoren.

Radium-223-Dichlorid :
Wird zur Behandlung von Knochenmetastasen bei kastrationsresistentem Prostatakrebs eingesetzt.

3. Vorteile :

Genaues Targeting: Radionuklide können so gestaltet werden, dass sie spezifisch auf kranke Zellen abzielen, wodurch Nebenwirkungen verringert werden.

Systemische Behandlung: Sie können Metastasen im ganzen Körper behandeln, nicht nur einen lokal begrenzten Tumor.

4. Vorsichtsmaßnahmen und Nebenwirkungen :

Wie jede medizinische Behandlung ist auch die Radionuklidtherapie mit Risiken und Nebenwirkungen verbunden. Diese können je nach Art der Therapie, der verabreichten Dosis und der Person variieren.

Eine engmaschige medizinische Überwachung ist vor, während und nach der Behandlung unerlässlich, um die Ergebnisse zu optimieren und unerwünschte Nebenwirkungen in den Griff zu bekommen.

5. Zukunft der Radionuklidtherapie :

Mit den Fortschritten in der Kernforschung werden neue Radioisotope und präzisere Zielmethoden entwickelt. Dies könnte potenziell den Weg zu wirksameren und weniger toxischen Therapien für verschiedene Erkrankungen ebnen.

Radionuklidtherapien bieten eine vielversprechende Behandlungsoption, insbesondere für Patienten, die auf herkömmliche Behandlungen nicht ansprechen oder nach Alternativen zu invasiven Operationen suchen.

Die Rolle des Krankenpflegers bei der PET/CT.

Die Positronen-Emissions-Tomographie in Verbindung mit Computertomographie (PET-CT) ist ein hochspezialisiertes medizinisches Bildgebungsverfahren, das die Vorteile von PET und CT kombiniert, um sowohl funktionelle als auch anatomische Bilder zu liefern. Sie wird hauptsächlich eingesetzt, um die Ausbreitung verschiedener Erkrankungen, darunter viele Krebsarten, zu erkennen und zu beurteilen.
Die Rolle des Krankenpflegers in diesem Bereich ist in mehrfacher Hinsicht von entscheidender Bedeutung:

1. Vorbereitung des Patienten :
   Vorgespräch: Sammeln der wichtigsten Informationen (Krankengeschichte, Allergien, Medikamenteneinnahme) und Überprüfung der Eignung der PET/CT (z. B. Sicherstellung, dass der Patient nicht schwanger ist).
   Körperliche Vorbereitung: Sicherstellen, dass der Patient ausreichend hydriert ist, Anweisungen zum vorherigen Fasten geben und bei ängstlichen Patienten manchmal Beruhigungsmittel oder Anxiolytika verabreichen.
2. Verabreichung des Radiopharmakons :
   Injektion des radioaktiv markierten Tracers, häufig auf der Basis von Fluor-18 FDG (Fluorodesoxyglucose), in

den Blutkreislauf des Patienten. Der Krankenpfleger muss für eine korrekte und sichere Verabreichung sorgen und dabei auf mögliche Reaktionen des Patienten achten.

3. Überwachung des Patienten :

Nach der Injektion muss der Patient oft eine bestimmte Zeit (normalerweise 45 Minuten bis 1 Stunde) vor dem eigentlichen Scan warten. Während dieser Zeit überwacht der Krankenpfleger das Wohlbefinden des Patienten, sorgt dafür, dass er ruhig bleibt, und beantwortet alle seine Fragen.

4. Unterstützung während der Prüfung :

Obwohl das Gerät in der Regel von einem Nukleartechnologen bedient wird, bleibt der Krankenpfleger oft anwesend, um dem Patienten zu helfen, insbesondere indem er ihm hilft, sich richtig zu positionieren und ihn zu beruhigen.

5. Pflege nach der Prüfung :

Geben Sie Anweisungen für die Zeit nach dem Eingriff, z. B. viel Wasser zu trinken, um die Ausscheidung des Radiopharmakons aus dem Körper zu unterstützen.

Auf mögliche Reaktionen nach der Verabreichung des Tracers achten und ggf. geeignete Maßnahmen ergreifen.

6. Kommunikation und Bildung :

Informieren Sie den Patienten über das Verfahren, beantworten Sie seine Fragen und beruhigen Sie ihn.

Arbeiten Sie eng mit Radiologen und Technologen zusammen, um einen optimalen Ablauf der Untersuchung zu gewährleisten.

7. Risikomanagement :

Kenntnis und strikte Anwendung von Sicherheitsprotokollen, um die Strahlenbelastung sowohl für den Patienten als auch für das Personal zu minimieren.

8. Administrative und logistische Aufgaben :
   Mitwirkung bei der Terminverwaltung, der Vorbereitung von Radiopharmazeutika-Dosen und der Führung der Krankenakten der Patienten.

Die Rolle des Krankenpflegers bei der PET/CT ist multidimensional und erfordert eine Kombination aus technischen, klinischen und zwischenmenschlichen Fähigkeiten. Im Mittelpunkt des Verfahrens steht der Krankenpfleger als Bindeglied zwischen dem Patienten, der Technik und dem medizinischen Team, wodurch ein sicherer und effizienter Ablauf der Untersuchung gewährleistet wird.

Zusammenarbeit mit dem interdisziplinären Team.

In der Nuklearmedizin ist, wie in vielen anderen medizinischen Bereichen auch, die interdisziplinäre Zusammenarbeit von entscheidender Bedeutung, um eine umfassende und optimale Betreuung des Patienten zu gewährleisten. Der Krankenpfleger, der oft als zentrale Säule dieser Betreuung angesehen wird, arbeitet eng mit verschiedenen Berufsgruppen zusammen. Diese interdisziplinäre Zusammenarbeit spielt eine entscheidende Rolle, um die Qualität der Pflege, die Patientensicherheit und die diagnostische Genauigkeit zu gewährleisten.

1. Radiologen und Nuklearmediziner :
   Diese Spezialisten interpretieren die Bilder und Testergebnisse. Durch die enge Zusammenarbeit mit dem Krankenpfleger wird sichergestellt, dass die relevanten klinischen Daten bei der Interpretation berücksichtigt werden.

2. Nuklearmedizinische Technologen :
   Diese bedienen die Maschinen und führen die bildgebenden Untersuchungen direkt durch. Sie arbeiten mit Krankenpflegern zusammen, um den Patienten vorzubereiten, den Patienten richtig zu lagern und die bestmögliche Bildqualität zu erzielen.
3. Apotheker, insbesondere Radiopharmazeuten :
   Sie bereiten die für die Untersuchungen benötigten Radiopharmaka vor und stellen sie bereit. Eine regelmäßige Kommunikation mit den Krankenpflegern ist wichtig, um sicherzustellen, dass die richtigen Dosen zum richtigen Zeitpunkt verabreicht werden.
4. Onkologen und andere medizinische Spezialisten :
   Diese Ärzte überweisen ihre Patienten für nuklearmedizinische Untersuchungen. Der Krankenpfleger übernimmt häufig die Rolle des Koordinators und stellt sicher, dass alle relevanten Informationen weitergegeben werden und der Patient gut auf die Untersuchung vorbereitet ist.
5. Medizinphysiker :
   Sie sorgen dafür, dass die Geräte ordnungsgemäß funktionieren und die radiologische Sicherheit gewährleistet ist. Der Krankenpfleger arbeitet eng mit ihnen zusammen, um sicherzustellen, dass die Protokolle eingehalten und die Strahlendosen minimiert werden.
6. Sozialarbeiter und Psychologen :
   Manche Patienten, vor allem solche mit schweren Diagnosen wie Krebs, benötigen möglicherweise psychologische oder soziale Unterstützung. Der Krankenpfleger kann diese Bedürfnisse erkennen und die Kontaktaufnahme mit diesen Fachleuten erleichtern.
7. Andere Krankenpfleger und Pflegehelfer :
   Sie leisten häufig direkte Patientenpflege und verfügen möglicherweise über wichtige klinische Informationen, die die Durchführung oder Interpretation der Untersuchung beeinflussen können.

Die kollaborative Natur der Nuklearmedizin erfordert, dass der Krankenpfleger nicht nur in seinem eigenen Fachgebiet kompetent ist, sondern auch über ausgezeichnete Kommunikations- und Teamfähigkeit verfügt. Das ultimative Ziel dieser interdisziplinären Zusammenarbeit ist eine umfassende Betreuung des Patienten, von der Vorbereitung über die Interpretation bis hin zur Nachsorge nach der Untersuchung.

Kapitel 4 :
SICHERHEIT IN DER NUKLEARMEDIZIN

Schutz vor Strahlung :
für den Patienten und den Fachmann.

Die Nuklearmedizin beinhaltet naturgemäß die Verwendung von radioaktiven Stoffen. Diese Materialien sind zwar für die Diagnose und Behandlung verschiedener medizinischer Zustände vorteilhaft, erfordern jedoch strenge Vorsichtsmaßnahmen, um sowohl Patienten als auch Fachkräfte vor den potenziell schädlichen Auswirkungen der Strahlung zu schützen.

Schutz des Patienten :
1. ALARA-Prinzip (As Low As Reasonably Achievable) :
   Rechtfertigung: Stellen Sie sicher, dass jedes Verfahren medizinisch begründet ist.
   Optimierung: Verwenden Sie die niedrigste Dosis, die notwendig ist, um die erforderliche diagnostische Information zu erhalten.
   Begrenzung: Sicherstellen, dass die von einer Person aufgenommene Dosis die für die Allgemeinbevölkerung empfohlenen Grenzwerte nicht überschreitet.
2. Bildung und Information :
   Erklären Sie dem Patienten das Verfahren klar und deutlich, einschließlich der Vorteile und Risiken.
   Beraten Sie den Patienten über Maßnahmen nach dem Eingriff, z. B. wie wichtig es ist, viel Wasser zu trinken, um die schnelle Ausscheidung von Radiopharmaka zu unterstützen.

3. Sorgfältige Auswahl der Radiopharmazeutika :
Verwenden Sie Wirkstoffe, die schnell aus dem Körper ausgeschieden werden und ein geringes Risiko von Reststrahlung aufweisen.

Schutz des Berufstätigen :
1. PSA (Persönliche Schutzausrüstung) :
Verwenden Sie Bleischürzen, Schutzschirme, Handschuhe und anderes Zubehör, um die direkte Exposition zu minimieren.
2. Dosimeter :
Tragen Sie Dosimeter, um die Strahlenbelastung kontinuierlich zu überwachen.
3. Regelmäßige Schulungen :
Gewährleistung einer kontinuierlichen Fortbildung zur radiologischen Sicherheit, um über bewährte Verfahren und neueste Forschungsergebnisse auf dem Laufenden zu bleiben.
4. Verwendung von Spezialwerkzeugen :
Verwenden Sie Zangen und Abschirmungen, um radioaktive Quellen zu handhaben und eine direkte Exposition zu vermeiden.
5. Gestaltung der Einrichtungen :
Speziell gestaltete Räume mit verbleiten Wänden haben, um die Streuung der Strahlung zu minimieren.
Verfügen Sie über geeignete Lagerbereiche für radioaktiven Abfall.
6. Arbeitsprotokolle :
Arbeitsroutinen einrichten, die die in der Nähe von radioaktiven Quellen verbrachte Zeit minimieren und den Abstand zwischen der Fachkraft und der Quelle maximieren.
7. Abfallwirtschaft :
Befolgen Sie strenge Verfahren für die Verwaltung, Lagerung und Entsorgung von radioaktiven Abfällen.

Es muss unbedingt betont werden, dass nuklearmedizinische Verfahren, wenn sie korrekt und unter

Einhaltung der Sicherheitsprotokolle durchgeführt werden, für Patienten und Fachkräfte sicher sind. Wachsamkeit, ständige Weiterbildung und die strikte Einhaltung der Richtlinien sind jedoch entscheidend, um diese Sicherheit zu gewährleisten.

Umgang mit radioaktiven Abfällen.

Die Entsorgung von radioaktiven Abfällen ist ein entscheidender Bestandteil der Nuklearmedizin. Dieser Abfall entsteht bei der Verwendung von Radiopharmazeutika und anderen radioaktiven Materialien, die zu diagnostischen und therapeutischen Zwecken eingesetzt werden. Die ordnungsgemäße Entsorgung dieser Abfälle ist von entscheidender Bedeutung, um Patienten, Angehörige der Gesundheitsberufe und die Umwelt vor den potenziell schädlichen Auswirkungen der Strahlung zu schützen.

1. Klassifizierung von radioaktiven Abfällen :
Abfall wird im Allgemeinen nach dem Grad der Radioaktivität und der radioaktiven Lebensdauer klassifiziert:

    Sehr schwach radioaktiver **Abfall:** Artikel, die mit radioaktivem Material in Berührung gekommen sind, aber eine geringe Radioaktivität aufweisen.

    Schwach- und mittelradioaktiver Abfall: z. B. Spritzen, Fläschchen und andere Materialien, die zur Verabreichung von Radiopharmazeutika verwendet werden.

    Hochaktive Abfälle: In der Nuklearmedizin weniger gebräuchlich, stammen sie meist aus Industriebetrieben wie Kernkraftwerken.

2. Lagerung und Einschluss :

    Zwischenlagerung: Abfall wird oft für eine gewisse Zeit an Ort und Stelle gelagert, damit die

Radioaktivität abnimmt. Verplombte Behälter können verwendet werden, um die Streuung der Strahlung zu minimieren.

Langzeitlagerung: In Einrichtungen, die speziell für den Umgang mit Radioaktivität über lange Zeiträume konzipiert sind.

3. Abfallbehandlung :

Verdichtung: Verringerung des Abfallvolumens durch Verdichtung.

Inkarnation: Einige Abfälle können unter Einhaltung strenger Protokolle verbrannt werden, um das Volumen zu verringern und organische Bestandteile zu entfernen.

Verfestigung: Einkapselung des Abfalls in einem festen Material, z. B. Zement, um ihn zu stabilisieren.

4. Entsorgung :

Oberirdische Entsorgung: Schwachaktive Abfälle werden häufig an speziellen Orten vergraben, die so konzipiert sind, dass sie die Radioaktivität eindämmen.

Entsorgung in der Tiefe: Bei höher radioaktiven Abfällen können diese tief unter der Erde in geologischen Anlagen gelagert werden.

5. Überwachung und Kontrolle :

Alle Abfälle und Lagerbereiche sollten regelmäßig auf Lecks oder andere Probleme überwacht werden.

Die Lagereinrichtungen müssen regelmäßig überprüft werden, um ihre Unversehrtheit zu gewährleisten.

6. Bildung und Ausbildung :

Es ist von entscheidender Bedeutung, dass alle Mitarbeiter, die mit der Handhabung, Behandlung und Entsorgung von radioaktiven Abfällen zu tun haben, angemessen geschult werden und ihr Wissen auf dem neuesten Stand halten.

7. Behördliche und gesetzliche Verantwortung :

Jedes Land hat in der Regel strenge Vorschriften für den Umgang mit radioaktiven Abfällen.

Gesundheitseinrichtungen müssen sicherstellen, dass sie alle gesetzlichen und behördlichen Anforderungen erfüllen.

Die effektive Entsorgung radioaktiver Abfälle in der Nuklearmedizin erfordert eine sorgfältige Planung, angemessene Ausbildung, regelmäßige Überwachung und ständige Rechenschaftspflicht. Dies ist eine wesentliche Aufgabe zum Schutz der öffentlichen Gesundheit und der Umwelt.

Notfallsituationen und Interventionen bei Vorfällen.

Notfallsituationen in der Nuklearmedizin können von kleineren Vorfällen, wie dem Verschütten einer kleinen Menge eines radioaktiven Stoffes, bis hin zu schwerwiegenderen Ereignissen, wie einer erheblichen Strahlenbelastung, variieren. In allen Fällen sind Vorbereitung, schnelle Reaktion und Kenntnis der Protokolle für die Sicherheit von entscheidender Bedeutung.

1. Vorbereitung auf Notfälle :
   Ausbildung: Alle in der Nuklearmedizin tätigen Fachkräfte müssen für den Umgang mit Notfallsituationen geschult sein. Dazu gehören die Kenntnis von Notfallprotokollen, der Umgang mit radioaktivem Material und grundlegende Erste-Hilfe-Maßnahmen.
   Ausrüstung: Halten Sie die notwendigen Werkzeuge bereit, z. B. Spillkits, Geigerzähler, Schutzkleidung und spezifische Gegenmittel.
2. Häufige Szenarien :
   Verschütten von radioaktiven Materialien : Im Falle einer Verschüttung muss der Bereich sofort

abgesperrt werden, geeignete PSA getragen werden, die Verschüttung unter Verwendung von absorbierenden Materialien beseitigt werden und der Abfall in einem verplombten Behälter entsorgt werden.

Versehentliche Strahlenexposition: Wenn eine Fachkraft oder ein Patient versehentlich einer hohen Strahlendosis ausgesetzt wird, ist es entscheidend, die erhaltene Dosis zu bewerten, einen Strahlenschutzspezialisten zu konsultieren und ggf. eine geeignete Behandlung durchzuführen.

Unfälle bei der Handhabung von Ausrüstungen : Dazu können Ausrüstungsausfälle oder menschliche Fehler gehören, die zu unvorhergesehenen Expositionen führen. In solchen Fällen ist es entscheidend, die Ausrüstung sofort anzuhalten, den Bereich ggf. zu evakuieren und den Vorfall zu melden.

3. Kommunikation :

Informieren Sie sofort die Geschäftsleitung und die für die radiologische Sicherheit zuständigen Personen.

Alarmieren Sie ggf. die entsprechenden Gesundheits- und Sicherheitsbehörden.

Kommunizieren Sie klar und ruhig mit allen beteiligten Personen, um eine koordinierte Reaktion zu gewährleisten.

4. Bewertung nach dem Vorfall :

Sobald die Situation unter Kontrolle ist, ist es entscheidend, eine umfassende Bewertung durchzuführen, um zu verstehen, was passiert ist, welche Faktoren dazu beigetragen haben und welche Maßnahmen ergriffen werden müssen, um zukünftige Vorfälle zu vermeiden.

Es sollten Aufzeichnungen geführt werden, die genaue Details über den Vorfall, die beteiligten Personen, die ergriffenen Maßnahmen und Empfehlungen für die Zukunft enthalten.

5. Durchsicht der Protokolle :

Selbst kleine Vorfälle sollten als Gelegenheit genutzt werden, um zu lernen und die Sicherheits- und Ausbildungsprotokolle zu verbessern.

6. Psychologische Unterstützung :

Radiologische Unfälle können emotionale Auswirkungen auf die Opfer haben, seien es Patienten oder Angehörige der Gesundheitsberufe. Es ist von entscheidender Bedeutung, denjenigen, die psychologische Unterstützung benötigen, diese auch anzubieten.

Der Schlüssel zur effektiven Bewältigung von Notfallsituationen in der Nuklearmedizin ist eine gründliche Vorbereitung, regelmäßige Schulungen, effektive Kommunikation und eine kontinuierliche Überprüfung der Protokolle und Verfahren, um die Sicherheit aller zu gewährleisten.

Kapitel 5 :
ETHIK UND PROFESSIONALITÄT

Die informierte Zustimmung
in der Nuklearmedizin.

Die Einwilligung nach Aufklärung ist ein Grundpfeiler der ethischen medizinischen Praxis und gewährleistet das Recht des Patienten, informiert zu werden und informierte Entscheidungen über seinen eigenen Körper und seine Gesundheit zu treffen. In der Nuklearmedizin ist die informierte Zustimmung angesichts der Implikationen, die mit der Strahlenexposition und der Verwendung radioaktiver Stoffe verbunden sind, von besonderer Bedeutung.

1. Die Grundsätze der Einwilligung nach Aufklärung :
    Autonomie: Jeder Patient hat das Recht, Entscheidungen über seinen eigenen Körper zu treffen.
    Beneficence: Die ergriffene Maßnahme muss im besten Interesse des Patienten sein.
    Nicht-Schaden: Dem Patienten keinen Schaden zufügen.
    Gerechtigkeit: Patienten sollten fair und gleich behandelt werden.
2. Den Patienten informieren :
    Art der Untersuchung: Der Patient muss klar verstehen, was die Untersuchung ist, wie sie durchgeführt wird und warum sie notwendig ist.
    Damit verbundene Risiken: Alle möglichen Risiken, auch wenn sie noch so gering sind, müssen klar kommuniziert werden. Dazu gehören Nebenwirkungen von Radiopharmaka, Risiken, die mit der Strahlenexposition verbunden sind, usw.

Vorteile: Die potenziellen Vorteile des Verfahrens sollten erläutert werden, z. B. wie das Verfahren bei der Diagnose oder Behandlung helfen kann.

Alternativen: Wenn es andere Diagnose- oder Behandlungsmethoden gibt, sollten diese vorgestellt werden.

3. Das Zustimmungsverfahren :

Offene Diskussion: Es ist sehr wichtig, dem Patienten die Möglichkeit zu geben, Fragen zu stellen und seine Bedenken zu besprechen.

Dokumentation: Sobald der Patient seine Einwilligung gegeben hat, muss dies dokumentiert werden. Eine schriftliche Einverständniserklärung wird in der Regel vom Patienten und vom Angehörigen der Gesundheitsberufe unterzeichnet.

Widerruf: Es ist entscheidend, den Patienten darüber zu informieren, dass er das Recht hat, seine Einwilligung jederzeit zu widerrufen, ohne dass ihm daraus Nachteile für seine Behandlung entstehen.

4. Einverständniserklärung für besondere Bevölkerungsgruppen :

Kinder: In den meisten Rechtsordnungen muss ein Elternteil oder ein Vormund seine Zustimmung zu medizinischen Verfahren bei Minderjährigen geben.

Patienten, die nicht in der Lage sind, ihre Einwilligung zu erteilen : Bei Patienten, die geistig behindert sind, an einer psychischen Störung leiden oder nicht in der Lage sind, die Informationen zu verstehen, muss die Einwilligung durch einen gesetzlichen Vormund oder Vertreter eingeholt werden.

5. Herausforderungen in der Nuklearmedizin :

Komplexität der Verfahren: Die Verfahren in der Nuklearmedizin können technisch und für den Normalbürger schwer verständlich sein. Daher ist es von entscheidender Bedeutung, die Dinge einfach und klar zu erklären.

Assoziierte Risiken : Die Vorstellung von Strahlung kann Ängste auslösen. Die Fachkraft sollte dieses Thema behutsam ansprechen, den Patienten beruhigen und gleichzeitig genaue Informationen liefern.

Bei der Einwilligung nach Aufklärung in der Nuklearmedizin geht es nicht nur darum, eine Unterschrift auf einem Formular zu erhalten. Sie ist ein interaktiver Prozess, der Kommunikation, Zuhören und Respekt erfordert.

Das Berufsgeheimnis und Vertraulichkeit.

Das Berufsgeheimnis und die Vertraulichkeit sind grundlegende Prinzipien der medizinischen Praxis. Sie gewährleisten den Schutz der Privatsphäre des Patienten und stärken das Vertrauen zwischen dem Patienten und den Angehörigen der Gesundheitsberufe. In der Nuklearmedizin sind diese Grundsätze wie in allen Bereichen der Medizin von entscheidender Bedeutung, um eine ethische und professionelle Behandlung zu gewährleisten.

1. Definition und Bedeutung :
   Berufsgeheimnis: Verpflichtung der Angehörigen der Gesundheitsberufe, Informationen, die ihnen von einem Patienten anvertraut wurden, nicht weiterzugeben.
   Vertraulichkeit: Schutz der Informationen über einen Patienten, seien es medizinische, persönliche oder andere Daten, vor unbefugter Offenlegung.

2. Warum ist das wesentlich?
   Vertrauen: Ein Patient ist eher bereit, für seine Behandlung relevante Informationen weiterzugeben,

wenn er weiß, dass diese vertraulich behandelt werden.

Würde und Respekt: Jeder Patient hat das Recht auf Achtung seines Privatlebens.

Ethische und berufliche Standards: Die Wahrung des Berufsgeheimnisses ist eine ethische Verpflichtung.

3. Umsetzung in der Nuklearmedizin :

Krankenakten: Sie müssen sicher aufbewahrt werden, wobei der Zugriff nur auf autorisiertes Fachpersonal beschränkt ist.

Klinische Gespräche: Alle Gespräche, die einen Patienten betreffen, sollten vor neugierigen Ohren geschützt stattfinden.

Einsatz von Technologie: Beim elektronischen Versand von Bildern oder Daten ist es entscheidend, sichere und verschlüsselte Systeme zu verwenden.

4. Grenzen des Berufsgeheimnisses :

Obwohl es von wesentlicher Bedeutung ist, ist das Berufsgeheimnis nicht absolut. Unter bestimmten Umständen kann es durchbrochen werden, z. B. :

Patienteneinwilligung: Wenn der Patient seine Zustimmung zur Weitergabe von Informationen gibt.

Gesetzliche Verpflichtung: In bestimmten Fällen kann die Offenlegung von Informationen gesetzlich vorgeschrieben sein, z. B. bei meldepflichtigen Krankheiten.

Unmittelbare Gefahr: Wenn der Patient eine Gefahr für sich selbst oder andere darstellt.

5. Ethische Dilemmas :

Es kann Momente geben, in denen Angehörige der Gesundheitsberufe in ein Dilemma bezüglich der Vertraulichkeit geraten, insbesondere wenn sie der Meinung sind, dass es im besten Interesse des Patienten wäre, Informationen zu teilen, dies aber gegen die Schweigepflicht verstoßen würde.

6. Ausbildung und Sensibilisierung :
Es ist von entscheidender Bedeutung, dass alle Angehörigen der Gesundheitsberufe, einschließlich derjenigen, die in der Nuklearmedizin tätig sind, eine angemessene Ausbildung über die Bedeutung der Schweigepflicht und die besten Praktiken zur Gewährleistung der Vertraulichkeit erhalten.

Das Berufsgeheimnis und die Vertraulichkeit sind Grundpfeiler der ethischen medizinischen Praxis. Sie schützen die Privatsphäre des Patienten, stärken die Beziehung zwischen Patient und Fachkraft und gewährleisten eine respektvolle und würdevolle Behandlung.

Weiterbildung :
in einem sich entwickelnden Bereich
auf dem Laufenden bleiben.

Die Nuklearmedizin ist ein hochspezialisierter, dynamischer und sich ständig weiterentwickelnder Bereich mit regelmäßigen technologischen Fortschritten, neuer Forschung und Veränderungen in der klinischen Praxis. Für Krankenpfleger und andere Gesundheitsfachkräfte, die in diesem Bereich arbeiten, ist eine kontinuierliche Fortbildung daher nicht nur vorteilhaft, sondern oftmals von entscheidender Bedeutung, um die Qualität der Patientenversorgung zu gewährleisten.

1. Warum ist Weiterbildung entscheidend?
   Entwicklung der Technologien : Mit dem Aufkommen neuer Hard- und Software ist es

unerlässlich, auf dem Laufenden zu bleiben und in ihrer optimalen Nutzung geschult zu werden.

Aktueller Wissensstand: Die medizinische Forschung schreitet mit großen Schritten voran. Neue Studien können das Verständnis einer Krankheit oder die besten Behandlungsmethoden verändern.

Normen und Vorschriften : Klinische Richtlinien, staatliche Vorschriften und Empfehlungen von Berufsverbänden können sich ändern und erfordern eine regelmäßige Aktualisierung.

Verbesserung der Kompetenzen: Fortlaufende Schulungen helfen, die Kompetenzen zu verfeinern und weiterzuentwickeln, wodurch eine optimale Patientenversorgung gewährleistet wird.

2. Modalitäten der Weiterbildung :

Workshops und Seminare: Diese Treffen ermöglichen es Berufstätigen, direkt von anerkannten Experten auf ihrem Gebiet zu lernen.

Konferenzen und Kongresse : Bei diesen Veranstaltungen kommen zahlreiche Experten zusammen und bieten Fortbildungsveranstaltungen, Demonstrationen und Präsentationen neuer Forschungsergebnisse.

Online-Trainings: Dank der Technologie sind viele Weiterbildungsprogramme online verfügbar und ermöglichen flexibles Lernen.

Praktika und Wohnheimaufenthalte: Einige Berufstätige entscheiden sich möglicherweise dafür, Zeit an einer anderen Einrichtung zu verbringen, um spezifische Fähigkeiten zu erwerben.

3. Bedeutung der Zertifizierung :

Berufliche Anerkennung: Die Zertifizierung kann die Kompetenzen einer Person in einem Spezialgebiet der Nuklearmedizin bescheinigen.

Qualitätssicherung: Sie garantiert Arbeitgebern, Kollegen und Patienten, dass die Fachkraft über ein bestimmtes Kompetenzniveau verfügt.

Karrieremöglichkeiten: Die Zertifizierung kann die Tür zu fortgeschritteneren oder spezialisierten Positionen öffnen.

4. Herausforderungen und Hindernisse :

Zeit: Es kann schwierig sein, in einem vollen Terminkalender Zeit für eine Ausbildung zu finden.

Kosten: Weiterbildung kann kostspielig sein, obwohl einige Arbeitgeber finanzielle Unterstützung oder Stipendien anbieten.

Relevanz: Nicht alle Ausbildungsgänge sind gleich. Es ist entscheidend, relevante und anerkannte Programme zu wählen.

5. Persönliche Verantwortung :

Arbeitgeber und Berufsverbände spielen zwar eine Rolle bei der Förderung der beruflichen Weiterbildung, doch letztlich ist es die Aufgabe jeder einzelnen Fachkraft, die Verantwortung für ihre eigene Entwicklung zu übernehmen und in ihre Weiterbildung zu investieren.

In der sich ständig verändernden Landschaft der Nuklearmedizin ist die Fortbildung ein unschätzbares Instrument, um eine qualitativ hochwertige Versorgung zu gewährleisten, kompetent zu bleiben und sich beruflich zu entfalten. Sie stärkt nicht nur die Kompetenzen des Einzelnen, sondern hebt auch den gesamten Berufsstand.

Kapitel 6 :
ERFAHRUNGSBERICHTE
UND KLINISCHE FÄLLE

Der Krankenpfleger im Umgang mit seltenen Fällen.

Die Nuklearmedizin mit ihrem einzigartigen Ansatz für Diagnose und Behandlung kann Krankenpfleger manchmal mit seltenen oder atypischen Fällen konfrontieren. Diese Situationen können herausfordernd sein, aber auch Angst auslösen, da sie aus der üblichen Routine herausfallen und besondere Aufmerksamkeit erfordern.

1. Erkennen Sie die Einzigartigkeit jedes Falls :
Jeder Patient ist einzigartig, und auch wenn die meisten Fälle einem vertrauten Muster folgen, wird es immer Ausnahmen geben. Diese Fälle können sich aus einer seltenen Krankheit, einer atypischen Reaktion auf eine Behandlung oder einer ungewöhnlichen klinischen Präsentation ergeben.

2. Die Bedeutung von Ausbildung und Erfahrung :
Eine solide Grundausbildung ist wichtig, aber die Erfahrung bereitet Krankenpfleger am besten darauf vor, mit dem Unerwarteten umzugehen. Durch die Begegnung mit verschiedenen Fällen und das Lernen aus jeder Situation sammelt der Krankenpfleger einen Wissensschatz an, der ihm in zukünftigen Situationen helfen wird.

3. Unterstützung durch das Team :
Angesichts eines seltenen Falles ist es von entscheidender Bedeutung, sich auf das kollektive Fachwissen des medizinischen Teams zu verlassen. Die Zusammenarbeit mit Radiopharmazeuten, Nuklearmedizinern, Technologen und anderen Krankenpflegern kann neue Perspektiven und innovative Lösungen eröffnen.

4. Forschung und Ressourcen :
Krankenpfleger müssen möglicherweise medizinische Fachliteratur konsultieren, an Fachforen teilnehmen oder sich mit Experten auf diesem Gebiet in Verbindung setzen, um weitere Informationen zu einem seltenen Fall zu erhalten.

5. Kommunikation mit dem Patienten :
Der Patient selbst kann sich angesichts einer seltenen Situation ängstlich oder unsicher fühlen. Der Krankenpfleger spielt eine zentrale Rolle, wenn es darum geht, ihn zu informieren, zu beruhigen und seine Fragen zu beantworten. Es ist wichtig, genaue Informationen zu geben und gleichzeitig medizinischen Fachjargon zu vermeiden.

6. Umgang mit Unsicherheit :
Wenn ein Krankenpfleger mit einem seltenen Fall konfrontiert wird, kann er sich unsicher fühlen. Das ist ganz normal. Es ist wichtig, diese Gefühle anzuerkennen, zu akzeptieren, dass es unmöglich ist, alles zu wissen, und aktiv nach Lösungen zu suchen.

7. Dokumentation :
Die akribische Dokumentation der geleisteten Pflege, der Beobachtungen und der Reaktionen des Patienten ist von entscheidender Bedeutung. Diese Aufzeichnungen können eine wertvolle Referenz für die zukünftige Behandlung des Patienten und anderer ähnlicher Fälle sein.

8. Wissensaustausch :
Nachdem Sie einen seltenen Fall bewältigt haben, kann es von Vorteil sein, diese Erfahrung mit Kollegen, in Teamsitzungen oder auf Fachkonferenzen zu teilen. Dies kann anderen Berufstätigen helfen, sich auf ähnliche Situationen vorzubereiten.

9. Persönliches Wohlbefinden :
Seltene Fälle können sehr belastend sein. Der Krankenpfleger sollte auf sich selbst achten, sich bei

Bedarf Unterstützung suchen und Entspannungs- oder Stressbewältigungstechniken anwenden.

Obwohl seltene Fälle in der Nuklearmedizin Herausforderungen mit sich bringen können, bieten sie auch eine Gelegenheit zum Lernen und zum beruflichen Wachstum. Sie erinnern Krankenpfleger daran, wie wichtig es ist, neugierig zu bleiben, sich ständig um die Verbesserung ihrer Fähigkeiten zu bemühen und die Unterstützung von Kollegen und der medizinischen Gemeinschaft wertzuschätzen.

Umgang mit Emotionen : die Höhen und Tiefen des Berufs.

Die Rolle des Krankenpflegers in der Nuklearmedizin ist, wie in vielen anderen Bereichen des Gesundheitswesens auch, emotional aufgeladen. Neben den technischen und klinischen Verantwortlichkeiten sind Krankenpfleger oft die ersten, die mit den Patienten interagieren, sie bei ihren Sorgen unterstützen und ihre Momente der Erleichterung oder Enttäuschung teilen. Diese emotionale Nähe kann einen tiefgreifenden Einfluss auf das Wohlbefinden des Krankenpflegers haben. Ein sensibler Umgang mit dieser Realität ist entscheidend, um die geistige und emotionale Gesundheit der Pflegekraft zu erhalten und gleichzeitig dem Patienten eine außergewöhnliche Pflege zukommen zu lassen.

1. Belohnende Momente :
    Erfolgreiche Diagnosen: Wenn ein Patient nach einer Untersuchung eine beruhigende Nachricht erhält, ist die empfundene Zufriedenheit immens.
    Aufgebaute Beziehungen : Das Vertrauen und die Beziehungen, die mit den Patienten und ihren

Familien aufgebaut werden, sind eine immaterielle Belohnung für den Beruf.

Beitrag zur medizinischen Wissenschaft: An der Weiterentwicklung der Nuklearmedizin und der Verbesserung der Behandlungsmethoden mitzuwirken, erfüllt uns mit Stolz.

2. Schwierige Zeiten :

Schlechte Nachrichten: Einen Patienten über eine schwere Krankheit oder einen ungünstigen Verlauf zu informieren, kann herzzerreißend sein.

Komplexe Situationen : Manche Fälle können sowohl in medizinischer als auch in emotionaler Hinsicht kompliziert sein.

Ständiger Stress : Das hohe Tempo, der Umgang mit Notfällen und die schwere Verantwortung können auslaugen.

3. Strategien zum Umgang mit Emotionen :

Supervision und Unterstützung unter Gleichaltrigen: Wer regelmäßig mit Kollegen spricht, kann Erfahrungen austauschen, Ratschläge erhalten und sich unterstützt fühlen.

Schulungen zum Stressmanagement: Diese Schulungen können konkrete Werkzeuge bieten, um mit den emotionalen Anforderungen des Berufs umzugehen.

Achtsamkeit und Meditation: Diese Praktiken helfen, zentriert zu bleiben und mit Emotionen gelassen umzugehen.

4. Bedeutung der Abmeldung :

Regelmäßige Pausen: Sich Zeit zu nehmen, um sich zu entspannen, auch wenn es nur kurz ist, hilft, neue Kraft zu schöpfen.

Urlaub: Sich von der Arbeit zu entfernen, um sich zu erholen und zu unterhalten, ist entscheidend, um Burnout vorzubeugen.

5. Erkennen von Erschöpfungsanzeichen :
Körperliche Symptome: Chronische Müdigkeit, Kopfschmerzen, Schlafstörungen.

Emotionale Symptome: Reizbarkeit, Traurigkeit, Angst oder Desinteresse an der Arbeit.

Verhaltensweisen: Isolation, Vermeidung von Aufgaben oder übermäßiger Alkohol- oder Drogenkonsum.

6. Hilfe suchen :
Wenn ein Krankenpfleger einen anhaltenden Leidensdruck verspürt, ist es entscheidend, eine Fachkraft für psychische Gesundheit wie einen Psychologen oder Therapeuten zu konsultieren.

Der Beruf des Krankenpflegers in der Nuklearmedizin ist unbestreitbar anspruchsvoll, sowohl in technischer als auch in emotionaler Hinsicht. Mit den richtigen Strategien und der richtigen Unterstützung ist es jedoch möglich, mit Resilienz, Mitgefühl und Professionalität durch die Höhen und Tiefen zu navigieren. Der Schlüssel liegt darin, die eigenen Emotionen zu erkennen, Unterstützung zu suchen und sich für das persönliche Wohlbefinden einzusetzen.

Die Bedeutung von Teamarbeit in der Nuklearmedizin.

Die Nuklearmedizin mit ihrer fortschrittlichen Technologie und ihren spezifischen Anwendungen erfordert eine enge Zusammenarbeit zwischen verschiedenen Fachkräften des Gesundheitswesens. Teamarbeit ist nicht nur für die Gewährleistung sicherer und effizienter Verfahren von entscheidender Bedeutung, sondern auch für die Optimierung der Patientenversorgung von entscheidender Bedeutung. Lassen Sie uns untersuchen, warum Teamarbeit in der Nuklearmedizin so entscheidend ist und wie sie den Behandlungsverlauf positiv beeinflusst.

1. Interdisziplinäre Natur der Nuklearmedizin :
Die Nuklearmedizin befindet sich an der Schnittstelle mehrerer Fachgebiete, darunter Radiologie, Radio-Pharmazie, Medizintechnik und Innere Medizin. Jeder Fachmann bringt sein spezifisches Fachwissen ein, und der Erfolg der Interventionen hängt von ihrer Fähigkeit ab, synergetisch zusammenzuarbeiten.

2. Sicherheit und Genauigkeit :

Zubereitung von Radiopharmazeutika: Radiopharmazeuten bereiten für jeden Patienten spezielle Wirkstoffe vor. Eine klare Kommunikation mit Ärzten und Krankenpflegern ist entscheidend, um die richtige Dosis und das richtige Medikament zu gewährleisten.

Bildinterpretation: Nuklearmediziner und Radiologen arbeiten zusammen, um die erhaltenen Bilder zu interpretieren und so genaue Diagnosen zu gewährleisten.

3. Umfassende Betreuung des Patienten :
Das Ärzteteam sorgt dafür, dass der Patient gut informiert, vorbereitet und während des gesamten Prozesses betreut wird, von der Terminvereinbarung bis zur Nachsorge nach der Untersuchung.

4. Reaktionsfähigkeit und Anpassungsfähigkeit :
Bei unvorhergesehenen Situationen, wie einer allergischen Reaktion oder einer Gerätefehlfunktion, muss das Team eng zusammenarbeiten, um schnelle Entscheidungen zu treffen und die Sicherheit des Patienten zu gewährleisten.

5. Bildung und Weiterbildung :
Der Bereich der Nuklearmedizin befindet sich in ständiger Entwicklung. Fachleute tauschen ihr Wissen regelmäßig in Schulungen, Konferenzen oder Workshops aus und stärken so die kollektive Expertise.

6. Emotionale Unterstützung :
Patienten, die sich in die Nuklearmedizin begeben, können ängstlich oder beunruhigt sein. Das Team arbeitet zusammen, um emotionale Unterstützung zu bieten, den Patienten zu beruhigen und seine Fragen zu beantworten.

7. Ständige Überprüfungen und Verbesserungen :
Die Teams führen häufig Fallbesprechungen, Audits und Diskussionen durch, um die bestehenden Prozesse zu bewerten und nach potenziellen Verbesserungen zu suchen.

8. Offene Kommunikation fördern :
Ein Umfeld, in dem sich jedes Mitglied frei fühlt, seine Meinung zu äußern, Fragen zu stellen oder um Hilfe zu bitten, ist für eine optimale Betreuung von entscheidender Bedeutung.

9. Stärkung des Vertrauens :
Gegenseitiges Vertrauen stärkt den Zusammenhalt des Teams und ermöglicht es jedem Mitglied, sich auf das Fachwissen und das Urteilsvermögen seiner Kollegen zu verlassen.

Die Teamarbeit in der Nuklearmedizin ist ein Eckpfeiler, um nicht nur die Qualität der Behandlung, sondern auch das Gesamterlebnis des Patienten zu gewährleisten. Jede Fachkraft spielt eine einzigartige Rolle, und es ist ihre Zusammenarbeit, die den reibungslosen Ablauf der Eingriffe, die Sicherheit des Patienten und die Qualität der Diagnose und Behandlung gewährleistet.

Kapitel 7 :
GRUNDLAGEN
DER STRAHLENBIOLOGIE

Biologische Effekte verstehen
der Strahlung.

Strahlung wurde wegen ihrer Auswirkungen auf biologisches Gewebe sowohl gesegnet als auch verflucht. Sie wird zur Behandlung von Krebs und zur Diagnose verschiedener Krankheiten eingesetzt, doch ihr Missbrauch oder eine übermäßige Strahlenbelastung können zu unerwünschten Wirkungen führen. Um die biologischen Auswirkungen von Strahlung zu verstehen, ist es unerlässlich, in die Art und Weise einzutauchen, in der Strahlung mit Zellen und Molekülen interagiert.

1. Anfängliche Wechselwirkung mit der Materie :
Ionisierende Strahlung wie Röntgenstrahlen und Alpha-, Beta- und Gammateilchen haben die Fähigkeit, beim Durchgang durch Materie Elektronen aus Atomen herauszulösen und dabei Ionen zu erzeugen. Diese Ionen können die normalen molekularen Funktionen stören und Schäden verursachen.
2. Direkter und indirekter Schaden :
   Direkte Schäden : Die Strahlung kann direkt mit Molekülen, insbesondere mit der DNA, interagieren und Einzel- oder Doppelstrangbrüche verursachen.
   Indirekte Schäden : Die Strahlung kann Wassermoleküle ionisieren, wodurch freie Radikale entstehen. Diese Radikale können dann mit benachbarten Molekülen, einschließlich der DNA, reagieren und so Schäden verursachen.

3. Zelluläre Effekte :
Reparatur: Zellen verfügen über DNA-Reparaturmechanismen, die bestimmte Strahlenschäden korrigieren können.
Apoptose: Wenn der Schaden zu groß ist, kann die Zelle einen programmierten Tod erleiden, um die Ausbreitung des genetischen Fehlers zu verhindern.
Bösartige Umwandlung: Wenn eine strahlengeschädigte Zelle nicht stirbt und sich nicht richtig repariert, kann sie bösartig werden, was möglicherweise zur Bildung von Tumoren führt.
4. Somatische und genetische Effekte :
Somatische Effekte: Dies sind Effekte, die bei der Person, die der Strahlung ausgesetzt ist, auftreten. Dazu gehören akute Effekte wie Strahlenkrankheit sowie langfristige Effekte wie die Entwicklung von Krebs.
Genetische Effekte: Diese Effekte werden bei den Nachkommen der exponierten Person beobachtet. Sie resultieren aus der Schädigung der Keimzellen (Spermien und Eizellen).
5. Faktoren, die die Empfindlichkeit beeinflussen :
Art der Strahlung: Zum Beispiel sind Alphateilchen stärker ionisierend als Gammastrahlen.
Dosisleistung: Eine hohe Strahlendosis, die in kurzer Zeit aufgenommen wird, kann mehr Schaden anrichten als eine niedrige Dosis, die über einen längeren Zeitraum verteilt wird.
Gewebetyp: Bestimmte Gewebe, z. B. solche, die sich schnell teilen (z. B. Knochenmark), sind empfindlicher gegenüber Strahlung.
6. Schwellenwerte und Dosen :
Es ist wichtig zu verstehen, dass nicht alle biologischen Wirkungen von Strahlung einen definierten Schwellenwert haben. Einige Wirkungen, wie z. B. die Karzinogenese, können selbst bei sehr niedrigen Dosen auftreten, obwohl das Risiko verhältnismäßig gering ist.

7. Schutz und Prävention :
Das Wissen um die biologischen Auswirkungen von Strahlung hat zur Entwicklung strenger Richtlinien geführt, um sowohl Patienten als auch medizinisches Fachpersonal vor potenziellen Gefahren zu schützen.

Strahlung interagiert auf komplexe Weise mit biologischem Gewebe. Obwohl wir in vielen medizinischen Bereichen von der Strahlung profitiert haben, ist ein gründliches Verständnis ihrer biologischen Auswirkungen unerlässlich, um die Risiken zu minimieren und den Nutzen zu maximieren. Eine sinnvolle Nutzung in Verbindung mit angemessenem Schutz stellt sicher, dass die Strahlung der Menschheit auch weiterhin sicher und effektiv dient.

Mechanismen der Interaktion zwischen der Strahlung und dem Gewebe.

Die Mechanismen der Interaktion zwischen Strahlung und Gewebe sind grundlegend für das Verständnis der biologischen Auswirkungen von Strahlung. Diese Wechselwirkungen stehen im Mittelpunkt der Strahlenbiologie, einem Bereich, der untersucht, wie sich Strahlung auf lebende Organismen auswirkt. Hier finden Sie eine detaillierte Erforschung dieser Mechanismen.

1. Wechselwirkung von Strahlung mit Atomen :
Wenn Strahlung Materie durchdringt, kann sie mit Atomen interagieren, indem sie ein oder mehrere Elektronen herausreißt und so Ionen erzeugt. Deshalb wird sie auch ionisierende Strahlung genannt.

2. Produktion von freien Radikalen :

Ionisierung von Wasser: Wasser macht etwa 70 % des Zellinhalts aus. Wenn es ionisiert wird, kann es sehr reaktionsfreudige Hydroxylradikale bilden.

Kettenreaktionen: Diese Radikale können Kettenreaktionen einleiten und dabei andere Moleküle in der Umgebung schädigen.

3. Direkter Schaden an der DNA :
Strahlung kann direkt mit der DNA interagieren und Einzel- oder Doppelstrangbrüche verursachen oder die Basen verändern.

4. Indirekte Schädigung der DNA :
Die durch Ionisation erzeugten freien Radikale können mit der DNA reagieren und ebenfalls Brüche oder Veränderungen verursachen.

5. Arten von Interaktionen in Abhängigkeit von der Strahlung :

Photonen (Röntgen- und Gammastrahlen): Sie können durch den photoelektrischen Effekt, Compton-Streuung oder Paarerzeugung miteinander wechselwirken. Der photoelektrische Effekt dominiert bei niedrigen Energien, wo ein Photon vollständig von einem Atom absorbiert wird und ein Elektron freisetzt. Die Compton-Streuung tritt bei mittleren Energien auf und beinhaltet die Ablenkung eines einfallenden Photons mit Ausstoß eines Elektrons. Die Paarbildung tritt bei sehr hohen Energien auf, wo ein Photon in der Nähe des Atomkerns in ein Elektron-Positron-Paar umgewandelt werden kann.

Alphateilchen: Diese schweren, geladenen Teilchen haben eine hohe Ionisierungskapazität, aber eine geringe Durchdringung. Sie können über eine kurze Distanz große Schäden verursachen.

Betateilchen: Dies sind Elektronen oder Positronen, die von einem Kern ausgesendet werden. Sie dringen tiefer ein als Alphateilchen, verursachen aber weniger Ionisationen pro Entfernungseinheit.

6. Auswirkungen von Dosis und Dosisleistung :
Absorbierte Dosis: Dies ist die pro Masseneinheit absorbierte Energie, gemessen in Gray (Gy).
Dosisleistung: Hierbei handelt es sich um die pro Zeiteinheit aufgenommene Dosis. Strahlung mit einer hohen Dosisrate kann mehr Schaden anrichten als die gleiche Dosis, die über einen längeren Zeitraum verabreicht wird.

7. Gewebeempfindlichkeit :
Nicht alle Gewebe sind gleich empfindlich gegenüber Strahlung. Gewebe, die sich schnell erneuern, wie die Haut, das Knochenmark und die Darmauskleidung, sind in der Regel empfindlicher.

8. Schadensbehebung :
Zellen verfügen über Mechanismen, um beschädigte DNA zu reparieren. Die Reparatur kann jedoch unvollkommen sein und zu Mutationen oder zum Zelltod führen.

Das Verständnis der Mechanismen der Wechselwirkung zwischen Strahlung und Gewebe ist entscheidend für die Bewertung und das Management der Risiken, die mit der Strahlenexposition verbunden sind, sei es im medizinischen, industriellen oder umweltbedingten Kontext.

Stochastische Effekte vs. deterministische Effekte.

Die Auswirkungen ionisierender Strahlung auf biologisches Gewebe lassen sich in zwei Hauptkategorien einteilen: stochastische und deterministische Effekte. Die Unterscheidung zwischen diesen beiden Arten von Effekten ist entscheidend für die Bewertung und das Management der Risiken, die mit einer Strahlenexposition verbunden sind.

Stochastische Effekte :

Probabilistische Natur: Stochastische Effekte haben keine Dosisschwelle, unterhalb derer das Risiko gleich null ist. Mit zunehmender Dosis steigt das Risiko eines stochastischen Effekts. Es gibt jedoch keine Garantie dafür, dass eine Wirkung unabhängig von der Dosis eintritt.

Unabhängigkeit der Schwere: Im Gegensatz zu deterministischen Effekten steigt die Schwere des stochastischen Effekts nicht mit der Dosis. Wenn zum Beispiel eine Strahlung Krebs verursacht, ist die Schwere dieses Krebses nicht von der erhaltenen Dosis abhängig.

Beispiele: Strahleninduzierter Krebs und genetische Mutationen sind Beispiele für stochastische Effekte.

Deterministische Effekte :

Dosisschwelle: Im Gegensatz zu stochastischen Effekten haben deterministische Effekte in der Regel eine Dosisschwelle, unterhalb derer sie nicht auftreten. Sobald diese Schwelle erreicht oder überschritten wird, tritt der Effekt mit Sicherheit ein.

Dosisabhängiger Schweregrad : Die Schwere der Wirkung nimmt mit der Strahlendosis zu. Eine niedrige Dosis kann nur leichte Schäden verursachen, während eine hohe Dosis schwere Schäden oder den Tod zur Folge haben kann.

Beispiele: Strahlenverbrennungen, strahleninduzierter grauer Star und akute Strahlenkrankheit (Symptome einschließlich Übelkeit, Erbrechen, Durchfall, Haarausfall) sind Beispiele für deterministische Wirkungen.

Einige wichtige Punkte, die Sie sich merken sollten :

Strahlenschutz: Im Strahlenschutz wurden die Grundsätze der Dosisbegrenzung vor allem zur Verringerung des Risikos stochastischer Effekte aufgestellt. Aus diesem Grund werden die zulässigen Dosen für exponierte Arbeitskräfte und die Allgemeinheit weit unterhalb der Schwellenwerte für deterministische Effekte festgelegt.

Dosis und Reaktion: Bei stochastischen Effekten wird die Dosis-Wirkungs-Beziehung in der Regel als linear ohne Schwellenwert betrachtet. Das bedeutet, dass auch eine kleine Dosis theoretisch das Risiko erhöhen kann. Bei deterministischen Effekten steigt das Risiko, sobald der Schwellenwert überschritten ist, mit zunehmender Dosis rasch an.

Die Unterscheidung zwischen stochastischen und deterministischen Effekten ist grundlegend für das Verständnis der mit Strahlung verbundenen Risiken und für die Festlegung angemessener Strahlenschutzstandards. Jede Art von Wirkung bringt einzigartige Gesundheits- und Sicherheitsbedenken mit sich, und ein gründliches Verständnis beider ist für ein effektives Management von Strahlenrisiken von entscheidender Bedeutung.

Kapitel 8 :
PSYCHOSOZIALE ASPEKTE DES PATIENTEN IN DER NUKLEARMEDIZIN

Die Wahrnehmung von Radioaktivität und die damit verbundenen Ängste.

Obwohl Radioaktivität in unserer Umwelt natürlich vorkommt und in verschiedenen Bereichen wie Medizin, Forschung und Energiegewinnung eingesetzt wird, umgibt sie oft eine Aura des Geheimnisvollen und der Angst. Diese Wahrnehmung wurde im Laufe der Zeit aufgebaut und ist das Ergebnis einer Kombination aus Unwissenheit, historischen Missgeschicken und oft übertriebenen Darstellungen in den Medien und der Populärkultur.

Nehmen wir uns einen Moment Zeit, um in die Komplexität dieser Wahrnehmung einzutauchen. Seit der Entdeckung der Radioaktivität Ende des 19. Jahrhunderts durch Henri Becquerel und der anschließenden Arbeit von Marie und Pierre Curie ist die Menschheit fasziniert von diesem unsichtbaren Phänomen, das die Macht hat, Materie zu durchdringen, Gegenstände im Dunkeln zu beleuchten und Krankheiten zu behandeln oder sogar zu verursachen. Die ersten medizinischen und industriellen Anwendungen der Radioaktivität wurden als Wunder der modernen Wissenschaft gefeiert.

Mit der Macht dieser Entdeckung kamen jedoch auch Risiken, die manchmal unterschätzt oder verkannt wurden. Die ersten Forscher und Arbeiter, die mit radioaktivem Material hantierten, ohne die damit verbundenen Gefahren zu kennen, litten oft an schweren oder tödlichen Krankheiten. Das Image der Radioaktivität wurde durch die großen Nuklearkatastrophen des 20. Jahrhunderts wie Tschernobyl und Fukushima weiter getrübt, die die Verbindung zwischen Radioaktivität und Katastrophe in das öffentliche Bewusstsein einprägten.

Auf der Suche nach fesselnden Geschichten haben die Medien die Gefahren der Radioaktivität oft verklärt, manchmal ohne Kontext und Verhältnismäßigkeit. In Filmen und Romanen wurden mutierte Monster und Ödland dargestellt, wodurch die kollektive Vorstellung von einer unsichtbaren und bösartigen Kraft genährt wurde. Dieses Narrativ verstärkte eine tief sitzende Angst vor Radioaktivität und machte sie zu einem Tabuthema, das von der breiten Öffentlichkeit nicht verstanden wurde.

Diese Angst wird durch die Ungreifbarkeit der Radioaktivität noch verstärkt. Da sie von unseren Sinnen nicht erfasst werden kann, verkörpert sie das Unbekannte, und wie der Schriftsteller H.P. Lovecraft sagte: "Die älteste und stärkste Emotion der Menschheit ist die Angst, und die älteste und stärkste Angst ist die Angst vor dem Unbekannten".

Doch trotz dieser Angst ist es von entscheidender Bedeutung, die Radioaktivität in ihrer ganzen Komplexität zu verstehen, ihre Gefahren zu erkennen und gleichzeitig ihre zahlreichen Vorteile zu akzeptieren. In einer Welt, in der die Wissenschaft eine immer wichtigere Rolle spielt, ist ein ausgewogenes Verständnis der Radioaktivität, das auf Fakten und nicht auf Mythen beruht, von entscheidender Bedeutung, um die Herausforderungen unserer Zeit gelassen anzugehen und das Potenzial dieser geheimnisvollen und mächtigen Energie voll auszuschöpfen.

Den Patienten unterstützen :
mit Ängsten und Erwartungen umgehen.

In der Welt der Nuklearmedizin, wie auch in anderen medizinischen Bereichen, ist die Unterstützung des Patienten von grundlegender Bedeutung. Die potenziell invasive Natur der Verfahren, verbunden mit der Unbekanntheit der Radioaktivität, kann bei den Patienten Gefühle der Angst und Sorge hervorrufen. Daher ist die Fähigkeit des Krankenpflegers, mit diesen Ängsten umzugehen und die Erwartungen des Patienten zu erfüllen, von entscheidender Bedeutung für eine optimale und humane Erfahrung.

Angst vor einer medizinischen Untersuchung, sei es eine Diagnose oder eine Therapie, ist eine normale Reaktion. Der Gedanke, etwas Unbekanntes vor sich zu haben, verbunden mit der Angst vor den Ergebnissen, kann zu tiefem Unbehagen führen. Wenn man dann noch das Wort "Radioaktivität" hinzufügt, das in der kollektiven Vorstellung oft mit negativen Bildern behaftet ist, hat man ein potenzielles Rezept für ein belastendes Erlebnis.

Der Krankenpfleger spielt dann eine zentrale Rolle bei der Beruhigung und Vorbereitung des Patienten. Eine offene und transparente Kommunikation ist von entscheidender Bedeutung. Viele Ängste können schon dadurch abgebaut werden, dass man den Ablauf der Untersuchung, die Gründe und die Auswirkungen erklärt. Der Mensch neigt dazu, sich vor dem zu fürchten, was er nicht versteht, und indem er das Geheimnis lüftet, verringert der Krankenpfleger das Unbekannte, das die Angst auslöst.

Über die bloße Kommunikation hinaus geht es jedoch darum, Einfühlungsvermögen zu zeigen und zuzuhören. Jeder Patient ist einzigartig und hat seine eigenen Sorgen und Bedürfnisse. Manche suchen nach detaillierten

Erklärungen, andere bevorzugen einen eher beruhigenden Ansatz. Der Krankenpfleger muss auf diese Unterschiede achten und seine Vorgehensweise entsprechend anpassen.

Ebenso entscheidend sind die Erwartungen des Patienten. Manche erwarten sofortige Ergebnisse, andere haben vielleicht Bedenken hinsichtlich der Nebenwirkungen oder der langfristigen Auswirkungen der Untersuchung. Zu klären, was der Patient von der Untersuchung erwarten kann und was er nicht erwarten sollte, ist grundlegend, um Enttäuschungen oder unnötige Sorgen zu vermeiden.

Schließlich sollte die Bedeutung einer warmen und einladenden Umgebung nicht unterschätzt werden. Vom Wartezimmer bis zum Untersuchungsraum kann die Schaffung einer beruhigenden Umgebung einen großen Unterschied in der Wahrnehmung des Patienten machen. Leise Musik, eine beruhigende Dekoration oder auch nur eine warme Decke können eine kalte klinische Erfahrung in eine viel menschlichere verwandeln.

Die Rolle des Krankenpflegers in der Nuklearmedizin oder in einem anderen medizinischen Bereich geht weit über die reine Technik hinaus. Es ist die Rolle eines Begleiters, Erziehers und Unterstützers. Indem der Krankenpfleger den Patienten in den Mittelpunkt stellt, ihm zuhört und auf seine Bedürfnisse und Sorgen eingeht, trägt er nicht nur zu einem besseren Patientenerlebnis, sondern auch zu besseren klinischen Ergebnissen bei. Eine ganzheitliche Pflege, bei der sich der Patient gehört, verstanden und unterstützt fühlt, ist der Schlüssel zu einer wahrhaft menschenzentrierten Medizin.

Mit Psychologen zusammenarbeiten oder Sozialarbeiter.

Die Nuklearmedizin funktioniert, wie andere medizinische Fachgebiete auch, nicht in Silos. Sie ist in ein medizinisches Ökosystem eingebunden, in dem verschiedene Berufsgruppen zusammenarbeiten, um eine ganzheitliche Betreuung des Patienten zu ermöglichen. Unter diesen Fachkräften spielen Psychologen und Sozialarbeiter eine entscheidende Rolle. Ihre Zusammenarbeit mit Krankenpflegern für Nuklearmedizin ist entscheidend, um die mit der Behandlung verbundenen emotionalen, psychosozialen und manchmal auch wirtschaftlichen Aspekte anzugehen.

Angesichts einer Krankheit, invasiver Untersuchungen oder einer Therapie kann der Patient eine ganze Reihe von Emotionen empfinden: Angst, Depression, Furcht, Unsicherheit, Wut oder sogar Verleugnung. Während der Krankenpfleger darin geschult ist, mit einem gewissen Anteil dieser Emotionen umzugehen, ist es manchmal notwendig, eine spezialisierte Fachkraft für eine eingehendere Betreuung hinzuzuziehen. Hier kommt der Psychologe ins Spiel. Er bietet einen Raum zum Zuhören und Reden und ermöglicht es dem Patienten, seine Emotionen auszudrücken, sie zu verstehen und zu lernen, mit ihnen umzugehen.

Sozialarbeiter wiederum werden tätig, um den Patienten in seiner Gesamtheit zu unterstützen, insbesondere im Bereich der sozialen Betreuung. Sie können dem Patienten helfen, sich im administrativen Dickicht des Gesundheitssystems zurechtzufinden, Lösungen bei finanzieller Notlage zu finden oder Ressourcen für die häusliche Pflege zu mobilisieren. Darüber hinaus kann der Sozialarbeiter bei schweren Erkrankungen die Familie des Patienten unterstützen, geeignete Unterbringungs- oder

Transportmöglichkeiten anbieten oder den Patienten an Vereine oder Selbsthilfegruppen verweisen.

Die Zusammenarbeit zwischen Krankenpflegern, Psychologen und Sozialarbeitern ist daher von entscheidender Bedeutung, um eine umfassende Betreuung anbieten zu können. Diese Zusammenarbeit erfolgt durch eine regelmäßige Kommunikation zwischen diesen Berufsgruppen. Sie tauschen relevante Informationen aus (unter Wahrung der Schweigepflicht), überweisen sich gegenseitig Patienten entsprechend den festgestellten Bedürfnissen und erstellen koordinierte Pflegepläne.

Der Krankenpfleger für Nuklearmedizin muss daher in der Lage sein, die Anzeichen psychologischer Not oder sozialer Schwierigkeiten bei seinen Patienten zu erkennen und zu wissen, wann und wie er an die richtige Fachkraft verweisen kann. Ebenso sollte er bereit sein, Informationen und Ratschläge von Psychologen und Sozialarbeitern entgegenzunehmen, um den Patienten besser betreuen zu können.

Die Behandlung in der Nuklearmedizin ist, wie in anderen medizinischen Bereichen auch, eine Teamarbeit. Jeder Fachmann trägt seinen Teil zum Ganzen bei, und es ist diese interdisziplinäre Zusammenarbeit, die es ermöglicht, dem Patienten eine umfassende Betreuung zu bieten, die seine medizinischen, psychologischen und sozialen Bedürfnisse respektiert.

Kapitel 9 :
ZUSAMMENARBEIT
MIT ANDEREN MEDIZINISCHEN
DIENSTEN

Die Verbindung zur Onkologie :
eine Schlüsselpartnerschaft.

Nuklearmedizin und Onkologie sind zwei eng miteinander verbundene medizinische Disziplinen, deren Zusammenspiel für eine optimale Betreuung von Krebspatienten von entscheidender Bedeutung ist. Denn ihre Zusammenarbeit bedeutet oft eine präzise Diagnose, eine individuelle Behandlung und eine strenge Nachsorge, wodurch dem Patienten die besten Chancen auf Heilung oder Bewältigung seiner Krankheit geboten werden.

Die Nuklearmedizin bietet der Onkologie eine Palette wertvoller diagnostischer und therapeutischer Werkzeuge. So wird beispielsweise die Positronen-Emissions-Tomographie (PET) regelmäßig eingesetzt, um Tumore zu erkennen, zu lokalisieren und ihre Progression zu beurteilen. Diese Art der Bildgebung ermöglicht nicht nur die Visualisierung der Lage und Größe des Tumors, sondern auch die Erfassung seiner Stoffwechselaktivität und bietet somit eine dynamische Sicht auf die Krankheit.

Andererseits bietet die Nuklearmedizin auch Radionuklidtherapien an, bei denen radioaktive Isotope eingesetzt werden, um bestimmte Krebszellen gezielt anzusprechen und zu zerstören. Dieser Therapieansatz ist manchmal eine Alternative oder Ergänzung zu konventionelleren Behandlungen wie Operation, Chemotherapie oder Strahlentherapie.

Die Zusammenarbeit zwischen Nuklearmedizin und Onkologie beschränkt sich jedoch nicht nur auf den technischen Aspekt. Sie ist vor allem eine menschliche Synergie, bei der Onkologen und Nuklearmediziner sich regelmäßig über die Fälle der Patienten austauschen. Sie diskutieren die Ergebnisse der Bildgebung, bewerten gemeinsam die Behandlungsmöglichkeiten und koordinieren ihre Maßnahmen, um eine reibungslose und kohärente Behandlung zu gewährleisten.

Die Interaktion zwischen diesen beiden Fachgebieten ist auch für die Nachsorge des Patienten von entscheidender Bedeutung. Während der Onkologe den klinischen Verlauf und mögliche Nebenwirkungen der Behandlungen verfolgt, kann der Spezialist für Nuklearmedizin wertvolle Einblicke in die Entwicklung der Krankheit auf molekularer oder zellulärer Ebene geben. Gemeinsam arbeiten sie daran, die laufenden Behandlungen gegebenenfalls anzupassen und die nächsten Schritte zu antizipieren.

Darüber hinaus ist diese Zusammenarbeit auch auf akademischer Ebene und in der Forschung bereichernd. Wenn beide Disziplinen Hand in Hand arbeiten, können sie die Grenzen des Wissens erweitern, neue Diagnose- oder Therapiemethoden entwickeln und so die Betreuung von Krebspatienten kontinuierlich verbessern.

Die Verbindung zwischen Nuklearmedizin und Onkologie ist weit mehr als nur eine technische Zusammenarbeit. Es ist eine Schlüsselpartnerschaft, die auf Vertrauen, Kommunikation und dem Austausch von Fachwissen beruht und darauf abzielt, dem Patienten eine umfassende, integrierte und vor allem menschliche Betreuung zu bieten. Im Kampf gegen den Krebs ist diese multidisziplinäre Synergie ein großer Vorteil, der Technologie und Mensch in den Dienst der Heilung stellt.

Arbeit im Tandem mit der Radiologie.

Obwohl Nuklearmedizin und Radiologie zwei unterschiedliche Disziplinen sind, arbeiten sie oft im Tandem zusammen, um ein vollständiges und genaues Bild von der Gesundheit des Patienten zu vermitteln. Ihre Allianz ist entscheidend, um den diagnostischen und therapeutischen Nutzen für die Patienten zu maximieren.

Die Radiologie nutzt im Kern Strahlung (wie Röntgenstrahlen), um detaillierte Bilder der anatomischen Strukturen des Körpers zu erstellen. Modalitäten wie Röntgen, Computertomographie (CT) und Magnetresonanztomographie (MRT) liefern genaue Bilder von Knochen, Organen und anderen Körperstrukturen.

Auf der anderen Seite verwendet die Nuklearmedizin kleine Mengen radioaktiven Materials, um Krankheiten zu diagnostizieren, zu beurteilen und zu behandeln. Sie liefert funktionelle Bilder, die zeigen, wie die Organe funktionieren, und nicht nur, wie sie aussehen.

Wenn diese beiden Disziplinen kombiniert werden, wie im Fall der PET/CT, ermöglichen sie eine Verschmelzung der genauen Anatomie mit der Funktion und bieten so eine umfassende Perspektive auf Gesundheit und Krankheit. Die Computertomographie liefert das detaillierte anatomische Bild, während die PET die Stoffwechselaktivität aufdeckt und so eine genaue Lokalisierung von Bereichen mit abnormaler metabolischer Besorgnis im anatomischen Kontext ermöglicht.

Die Arbeit im Tandem mit der Radiologie bietet mehrere Vorteile:
Höhere diagnostische Genauigkeit: Die Kombination der Stärken beider Modalitäten kann

dazu beitragen, Krankheiten mit höherer Genauigkeit zu erkennen, zu lokalisieren und zu charakterisieren.

Gezielte Behandlung: Die Nuklearmedizin kann die von der Radiologie gelieferten anatomischen Informationen nutzen, um die Radionuklidbehandlung genau auszurichten.

Optimierte Nachsorge: Die Fähigkeit, sowohl die Anatomie als auch die Funktion zu überwachen, kann Ärzten dabei helfen, die Wirksamkeit von Behandlungen zu beurteilen und Behandlungsansätze gegebenenfalls anzupassen.

Forschung und Entwicklung: Gemeinsam können diese Disziplinen fortgeschrittene Studien durchführen und neue bildgebende oder therapeutische Verfahren entwickeln.

Die Zusammenarbeit endet nicht nur bei Maschinen und Technologien. Sie erstreckt sich auch auf die medizinischen Teams. Radiologen und Nuklearmediziner halten regelmäßig gemeinsame Sitzungen ab und teilen ihre Fachkenntnisse, um komplexe Fälle zu besprechen, Perspektiven auszutauschen und eine optimale Patientenversorgung zu gewährleisten.

Die Tandemarbeit zwischen Nuklearmedizin und Radiologie zeigt, wie wichtig die interdisziplinäre Zusammenarbeit in der Medizin ist. Da jeder seine eigenen Stärken einbringt, ermöglicht ihre Allianz eine optimierte Patientenversorgung, die präzise Diagnosen, wirksame Behandlungen und schließlich eine medizinische Versorgung von höchster Qualität bietet.

Beziehungen zur chirurgischen Abteilung und andere Spezialgebiete.

Die Abteilung für Nuklearmedizin spielt eine Querschnittsrolle innerhalb des Krankenhauses und interagiert mit einer Vielzahl von medizinischen Fachbereichen. Unter diesen Interaktionen ist die Beziehung zur chirurgischen Abteilung besonders entscheidend, aber auch andere Fachbereiche stützen sich stark auf das Fachwissen der Nuklearmedizin, um die Patientenversorgung zu optimieren.

Chirurgische Abteilung:

Präoperative Ortung: Vor bestimmten chirurgischen Eingriffen ist es von entscheidender Bedeutung, die Bereiche von Interesse genau zu lokalisieren, seien es Tumore, Sentinel-Lymphknoten oder andere Strukturen. Die Nuklearmedizin kann den Chirurgen mithilfe gezielter Szintigraphien zu diesen Bereichen führen.

Postoperative   Beurteilung: Nach einem chirurgischen Eingriff kann die Nuklearmedizin helfen, den Erfolg der Operation zu beurteilen, mögliche Komplikationen zu erkennen oder das Wiederauftreten der Krankheit zu überwachen.

Andere Spezialgebiete :

Kardiologie: Herzszintigraphien werden häufig verwendet, um die Herzfunktion zu beurteilen und ischämische Bereiche oder Infarkte zu erkennen.

Endokrinologie: Schilddrüsenszintigraphien können helfen, Knoten zu erkennen, ihre Funktion zu beurteilen und Behandlungen wie die Jod-Radiotherapie zu steuern.

Nephrologie: Die Nuklearmedizin wird zur Beurteilung der Nierenfunktion und zur Erkennung von Obstruktionen oder Rückflüssen eingesetzt.

Neurologie: Die Gehirn-PET kann z. B. zur Beurteilung von Patienten mit neurodegenerativen Erkrankungen wie Alzheimer eingesetzt werden.

Pneumologie: Die szintigraphische Ventilation und Perfusion kann bei der Erkennung von Lungenembolien helfen oder die Lungenfunktion beurteilen.

Rheumatologie: Die Nuklearmedizin kann helfen, Entzündungen in Gelenken oder anderem Gewebe sichtbar zu machen.

Kommunikation und Zusammenarbeit :

Der Erfolg dieser Interaktionen hängt weitgehend von einer effektiven Kommunikation ab. Nuklearmedizinische Teams müssen regelmäßig mit Chirurgen und anderen Fachärzten sprechen, um deren spezifische Bedürfnisse zu verstehen, die Ergebnisse im klinischen Kontext zu interpretieren und bei der Therapieentscheidung mitzuwirken.

Darüber hinaus werden häufig multidisziplinäre Sitzungen abgehalten, an denen Chirurgen, Onkologen, Radiologen, Nuklearmediziner und andere Gesundheitsfachkräfte teilnehmen, um komplexe Fälle zu besprechen. Diese Sitzungen ermöglichen einen reichhaltigen Austausch von Fachwissen, wodurch sichergestellt wird, dass jeder Patient eine umfassende und kohärente Behandlung erhält.

Die Nuklearmedizin funktioniert nicht in Silos. Ihr Wert liegt in ihrer Fähigkeit, eng mit anderen Fachgebieten zusammenzuarbeiten und einzigartige Einsichten zu liefern, die, wenn sie mit anderen medizinischen Kenntnissen kombiniert werden, die bestmögliche Versorgung jedes einzelnen Patienten gewährleisten.

Kapitel 10 :
ZEITGENÖSSISCHE THEMEN UND HERAUSFORDERUNGEN

Umweltfragen
die mit Radioaktivität verbunden sind.

Der Bereich der Nuklearmedizin bringt zwar bedeutende Fortschritte in der Diagnose und Behandlung, ist aber auch nicht frei von Umweltbedenken in Bezug auf Radioaktivität. Der Umgang mit radioaktiven Isotopen und ihre potenziellen Auswirkungen auf die Umwelt erfordern ein tiefgreifendes Verständnis und strenge Protokolle, um die Sicherheit sowohl des Einzelnen als auch der Umwelt zu gewährleisten.

1. Umgang mit radioaktiven Abfällen :
In Krankenhäusern und Kliniken, die Nuklearmedizin betreiben, fällt radioaktiver Abfall an, sei es in Form von gebrauchten Spritzen, leeren Fläschchen oder anderen medizinischen Geräten. Diese Abfälle müssen für einen bestimmten Zeitraum sicher gelagert werden, bis ihre Radioaktivität einen so niedrigen Wert erreicht hat, dass sie sicher entsorgt werden können. Diese Entsorgung erfordert spezielle Einrichtungen, geeignete Behälter und eine regelmäßige Überwachung.

2. Abwasser und Entsorgung :
Nach bestimmten Untersuchungen oder Behandlungen scheiden Patienten radioaktive Substanzen aus. Auch wenn diese Stoffe in der Regel eine kurze Halbwertszeit haben, muss unbedingt sichergestellt werden, dass die Abwasserentsorgungs- und -behandlungssysteme in der Lage sind, mit diesen Elementen umzugehen, ohne die Umwelt zu schädigen.

3. Atmosphärische Emissionen :
Bestimmte Verfahren oder Geräte in der Nuklearmedizin
können schwach radioaktive gasförmige Emissionen
erzeugen. Obwohl diese Emissionen in der Regel minimal
und reguliert sind, ist es entscheidend, sie zu überwachen
und zu kontrollieren, um Auswirkungen auf die Umwelt zu
vermeiden.

4. Transport und Logistik :
Radiopharmazeutika und andere radioaktive Stoffe, die in
der Nuklearmedizin benötigt werden, müssen oft über
große Entfernungen transportiert werden. Dies erfordert
speziell konstruierte Fahrzeuge und strenge Protokolle, um
Zwischenfälle während des Transports zu vermeiden.

5. Natürliche Ressourcen :
Die Gewinnung und Herstellung bestimmter Isotope kann
sich auf die Umwelt auswirken, sei es durch Bergbau oder
durch den Einsatz von Kernreaktoren zur Herstellung
bestimmter Isotope. Daher ist es von entscheidender
Bedeutung, sicherzustellen, dass diese Prozesse so
umweltverträglich wie möglich sind.

6. Sensibilisierung und Ausbildung :
Die Aufklärung von Angehörigen der Gesundheitsberufe
und der breiten Öffentlichkeit über Umweltfragen im
Zusammenhang mit Radioaktivität ist von entscheidender
Bedeutung. Ein besseres Verständnis der Risiken und
Sicherheitsprotokolle kann die Umweltauswirkungen
erheblich reduzieren.

7. Forschung und Entwicklung :
Die ständige Suche nach neuen Techniken, weniger
radioaktiven Materialien oder umweltfreundlicheren
Ansätzen kann dazu beitragen, den ökologischen
Fußabdruck der Nuklearmedizin zu verringern.

Obwohl die Nuklearmedizin erhebliche Vorteile für die Patientenversorgung bietet, bringt sie auch eine große Verantwortung für die Umwelt mit sich. Durch die Einhaltung strenger Standards, Investitionen in die Forschung und die kontinuierliche Sensibilisierung von Fachleuten und der Öffentlichkeit ist es möglich, die Umweltauswirkungen zu minimieren und gleichzeitig von den Fortschritten dieses medizinischen Fachgebiets zu profitieren.

Krisen bewältigen: Isotopenknappheit, globale Ereignisse.

Die Nuklearmedizin ist zwar für die Erkennung und Behandlung vieler Krankheiten von entscheidender Bedeutung, unterliegt aber auch einer Reihe einzigartiger Herausforderungen, insbesondere im Bereich des Krisenmanagements. Isotopenknappheit und globale Ereignisse können erhebliche Auswirkungen auf die Verfügbarkeit und Verteilung der benötigten Materialien haben. Lassen Sie uns darauf eingehen, wie solche Situationen bewältigt werden.

Isotopenknappheit :

> **Antizipation und Prognose**: Durch die ständige Überwachung der Bestände und die Zusammenarbeit mit den Lieferanten können die Einrichtungen potenzielle Engpässe vorhersehen und entsprechend planen.

> **Optimierung der Verwendung**: Bei Knappheit kann die Verwendung von Isotopen optimiert werden, indem den dringendsten Fällen Vorrang eingeräumt wird oder die Dosierungen geändert werden, wenn dies medizinisch unbedenklich ist.

> **Suche nach Alternativen**: Es ist von entscheidender Bedeutung, nach Alternativen zu den

knappen Isotopen zu suchen. Manchmal können andere Arten von Untersuchungen oder Behandlungen, auch wenn sie weniger optimal sind, vorübergehend eingesetzt werden.

Internationale Zusammenarbeit: Durch die Zusammenarbeit mit anderen Ländern können Isotope in Zeiten der Knappheit beschafft werden, insbesondere bei Problemen in den wichtigsten Produktionsanlagen.

Globale Ereignisse :

Naturkatastrophen: Ereignisse wie Erdbeben, Überschwemmungen oder Wirbelstürme können die Produktion oder den Vertrieb von Isotopen unterbrechen. Für solche Situationen müssen Notfall- und Geschäftskontinuitätspläne vorhanden sein.

Politische Ereignisse oder Konflikte: Geopolitische Spannungen können die Verfügbarkeit von Isotopen beeinträchtigen, insbesondere wenn diese aus instabilen Regionen stammen. Eine Diversifizierung der Bezugsquellen ist entscheidend, um dieses Risiko zu verringern.

Globale Gesundheitskrisen: Situationen wie die COVID-19-Pandemie können die Versorgungskette unterbrechen und die Verfügbarkeit von Ressourcen verringern. Die Verfahren müssen angepasst werden, um die Sicherheit der Patienten und des Personals zu gewährleisten und gleichzeitig die Kontinuität der Versorgung sicherzustellen.

Managementstrategien :

Planung: Notfallpläne vorliegen haben, um verschiedene Krisenszenarien zu bewältigen.

Personalschulung: Stellen Sie sicher, dass das Personal gut geschult ist, um auf unvorhergesehene Situationen reagieren zu können.

Kommunikation: Die Aufrechterhaltung einer transparenten Kommunikation mit dem Personal, den Patienten und der Öffentlichkeit ist entscheidend.

Informieren Sie die Patienten über Änderungen in ihrer Pflege oder Behandlung aufgrund der Krise.

Zusammenarbeit: Die enge Zusammenarbeit mit anderen Institutionen, Regierungen und internationalen Organisationen kann den Austausch von Ressourcen und Wissen ermöglichen.

Obwohl die Nuklearmedizin bei der Bewältigung von Krisen vor einzigartigen Herausforderungen steht, können durch effektive Planung, Schulung und Kommunikation die Auswirkungen solcher Situationen auf die Patientenversorgung gemildert werden.

Die Nuklearmedizin vor der Zukunft: Technologische und ethische Herausforderungen.

Die Nuklearmedizin als ein medizinischer Bereich, der sich ständig weiterentwickelt, befindet sich an der Schnittstelle zwischen modernster Technologie und wichtigen ethischen Fragen. Ein Blick in die Zukunft zeigt, dass die Landschaft der Nuklearmedizin von technologischen Innovationen und den damit einhergehenden ethischen Debatten geprägt sein wird. Lassen Sie uns diese Herausforderungen genauer betrachten.

Technologische Herausforderungen :

Innovationen in der Bildgebung: Es entstehen ständig neue Bildgebungstechniken und -technologien, die eine höhere Auflösung, eine bessere Genauigkeit und weniger Risiken für die Patienten versprechen. Die Integration dieser Innovationen in die klinische Praxis wird eine gründliche Ausbildung und finanzielle Investitionen erfordern.

Personalisierte Therapien : Der Trend geht zur personalisierten Medizin, bei der die Behandlungen auf die spezifische Genetik und Biologie eines Patienten abgestimmt werden. Die Nuklearmedizin wird Radiopharmazeutika entwickeln müssen, die auf spezifische molekulare Anomalien abzielen.

Robotik und Automatisierung: Mit dem Aufkommen der Robotik könnten viele Prozesse, von der Vorbereitung der Radiopharmaka bis hin zu bestimmten Aspekten der Verfahren, automatisiert werden, was die Effizienz steigert, aber auch Fragen nach der menschlichen Rolle in diesem Prozess aufwirft.

Ethische Herausforderungen :

Zugang zu medizinischer Versorgung: Während die Technologie voranschreitet, steigen auch die Kosten. Wie kann sichergestellt werden, dass alle Patienten unabhängig von ihrer wirtschaftlichen Situation Zugang zu den neuesten nuklearmedizinischen Behandlungen und Technologien haben?

Informierte Einwilligung: Bei immer komplexeren Behandlungen wird es zu einer Herausforderung, sicherzustellen, dass Patienten wirklich verstehen, wozu sie ihre Einwilligung geben. Das medizinische Personal muss darin geschult sein, klar und effektiv zu kommunizieren.

Privatsphäre und Daten : Neue Bildgebungstechnologien können eine noch nie dagewesene Menge an Patientendaten sammeln. Wie werden diese Daten gespeichert, weitergegeben und geschützt?

Klinische Forschung: Neue Therapien müssen getestet werden, aber wie kann sichergestellt werden, dass diese Tests ethisch korrekt durchgeführt werden und die Rechte und die Sicherheit der Teilnehmer gewahrt bleiben?

Zusammenfassung :
Angesichts dieser Herausforderungen wird die Nuklearmedizin Anpassungsfähigkeit und Weitsicht beweisen müssen. Die kontinuierliche Weiterbildung und Anpassungsfähigkeit der Gesundheitsfachkräfte wird entscheidend sein, um neue Technologien zu integrieren und gleichzeitig die Sicherheit und das Wohlergehen der Patienten im Mittelpunkt der Praxis zu halten. Parallel dazu ist ein offener ethischer Dialog erforderlich, um das Feld durch unerforschte Gewässer zu führen und sicherzustellen, dass technologische Fortschritte stets so eingesetzt werden, dass die Interessen der Patienten und der Gesellschaft als Ganzes im Vordergrund stehen.

Kapitel 11 :
DAS ARBEITSUMFELD
IN DER NUKLEARMEDIZIN

Die Besonderheiten der Einrichtung der Räumlichkeiten.

Die Einrichtung von Räumlichkeiten für die Nuklearmedizin weist einige unumgängliche Besonderheiten auf, um sowohl eine optimale Sicherheit als auch einen effizienten Betrieb zu gewährleisten. Von der Planung bis zur täglichen Nutzung ist jedes Detail wichtig, um den Patienten eine sichere und komfortable Umgebung zu bieten und gleichzeitig den Schutz der Mitarbeiter zu gewährleisten. Lassen Sie uns in die Feinheiten dieser einzigartigen Räume eintauchen.

1. Zonen, die der Radioaktivität gewidmet sind :
   Untersuchungs- und Behandlungsräume: Diese Bereiche erfordern verbleite Wände oder Wände aus Stahlbeton, um die Streuung der Strahlung zu begrenzen. Die Gestaltung dieser Bereiche muss außerdem einen reibungslosen Patientenfluss ermöglichen und die Dauer der Strahlenbelastung für Patient und Personal minimieren.
   Radiopharmazeutische Labore: Diese Bereiche sind für die Vorbereitung, Lagerung und Handhabung von Radiopharmazeutika konzipiert. Sie erfordern belüftete Abzugshauben und Abschirmungen zum Schutz vor Strahlung.

2. Sichere Aufbewahrung :
Für die Lagerung von radioaktiven Isotopen, radioaktiven Abfällen und empfindlicher Ausrüstung müssen spezielle Bereiche vorgesehen werden. Diese Bereiche müssen

gesichert sein, einen begrenzten Zugang haben und aus Materialien gebaut sein, die die Strahlung enthalten.

3. Wartezonen :
Patienten, die Radiopharmaka erhalten haben, müssen möglicherweise warten, bis sich die Medikamente in ihrem Körper verteilt haben, bevor sie Tests durchführen können. Diese Wartebereiche sollten von nicht-radioaktiven Bereichen entfernt und belüftet sein.

4. Anordnung für die Wirksamkeit :
Der Arbeitsablauf ist von entscheidender Bedeutung. Der Weg des Patienten von der Aufnahme, Vorbereitung, Untersuchung bis zur Entlassung muss logisch durchdacht sein, um die Wege und die Belastung zu minimieren.

5. Notfallmaßnahmen :
Für den Fall, dass radioaktives Material verschüttet wird oder andere Vorfälle eintreten, müssen Notduschen und Fluchtbereiche vorhanden sein. An strategischen Punkten sollten Strahlungsdetektoren installiert werden.

6. Komfort für den Patienten :
Die Umgebung sollte für den Patienten beruhigend sein. Eine beruhigende Dekoration, sanfte Beleuchtung und private Bereiche zum Umziehen oder Besprechen der Behandlung können die Erfahrung des Patienten erheblich verbessern.

7. Räume für Personal :
Für das Personal müssen Umkleidekabinen, Büros und Ruheräume vorgesehen werden. Die Planung sollte auch Räume für Weiterbildungen, Besprechungen und andere administrative Bedürfnisse vorsehen.

8. Technologie und Konnektivität :
Da sich die Medizintechnik rasant weiterentwickelt, müssen die Räume so gestaltet werden, dass sie neue

Geräte aufnehmen können. Außerdem ist eine gute Konnektivität für Informationssysteme, wie z. B. elektronische Patientenakten, von entscheidender Bedeutung.

Die Gestaltung von Räumlichkeiten in der Nuklearmedizin ist ein feines Gleichgewicht zwischen Sicherheit, Effizienz, Komfort und Technologie. Jedes Detail zählt, und die Zusammenarbeit zwischen Architekten, Ingenieuren und medizinischem Fachpersonal ist entscheidend, um einen Raum zu schaffen, der den einzigartigen Anforderungen dieser medizinischen Disziplin gerecht wird.

Technologie im Dienste der Sicherheit.

Die Nuklearmedizin befasst sich ihrem Wesen nach mit radioaktiven Substanzen zur Diagnose und Behandlung verschiedener Krankheiten. Obwohl diese Technologie unbestreitbare Vorteile für die Gesundheit mit sich bringt, stellt sie auch Herausforderungen an die Sicherheit. Hier setzt die moderne Technologie an und bietet innovative Lösungen, um den Schutz von Patienten, medizinischem Personal und der Umwelt zu maximieren.

1. Strahlungsdetektoren :
Moderne und hochentwickelte Strahlungsdetektoren ermöglichen die Überwachung der Strahlenbelastung in Echtzeit. Tragbare oder fest installierte Geräte sind entscheidend, um sicherzustellen, dass die Werte innerhalb akzeptabler Grenzen bleiben. Tragbare Detektoren können z. B. von Mitarbeitern getragen werden, um ihre individuelle Strahlenbelastung zu überwachen.

2. Fortgeschrittene Abschirmung :
Fortschritte bei Abschirmungsmaterialien haben dazu geführt, dass wirksamere Barrieren gegen Strahlung

geschaffen wurden, die gleichzeitig leichter und flexibler sind. So haben sich z. B. die von medizinischem Personal verwendeten Bleischürzen weiterentwickelt, um einen besseren Schutz zu bieten und gleichzeitig bequemer zu tragen zu sein.

3. Digitale Bildgebung :
Fortschritte in der digitalen Bildgebung haben dazu geführt, dass weniger Radioisotope benötigt werden, um ein klares Bild zu erhalten, wodurch die Strahlenbelastung der Patienten verringert wird.

4. Robotik :
Durch den Einsatz von Robotern beim Umgang mit radioaktiven Materialien entfällt die Notwendigkeit, dass Menschen direkt mit ihnen umgehen. Dies reduziert das Expositionsrisiko für Laborpersonal und Techniker erheblich.

5. Spezialisierte Software :
Spezielle Software hilft dabei, den Weg der Radioisotope durch den Körper zu verfolgen, sodass Ärzte die Behandlung besser planen und sicherstellen können, dass die verabreichten Dosen für den Patienten optimal sind und die Nebenwirkungen minimiert werden.

6. Virtuelle Bildung :
Simulatoren und virtuelle Realität bieten medizinischem Personal die Möglichkeit, den Umgang mit radioaktiven Stoffen in einer sicheren Umgebung ohne reales Risiko zu üben.

7. Fortschrittliche Belüftungssysteme :
In Bereichen, in denen mit radioaktiven Stoffen umgegangen wird, verhindern spezielle Belüftungssysteme die Ausbreitung radioaktiver Partikel und sorgen so für saubere und sichere Luft.

8. Abfallwirtschaft :
Die moderne Technologie bietet Lösungen für die
Behandlung, Lagerung und Entsorgung radioaktiver
Abfälle, wobei sichergestellt wird, dass diese sicher und
effizient eingeschlossen werden.

9. Fernüberwachung :
Mit dem Aufschwung der IoT-Technologien (Internet der
Dinge) ist es nun möglich, Geräte, Räume und sogar
Patienten aus der Ferne zu überwachen, um
sicherzustellen, dass alles ordnungsgemäß und sicher
funktioniert.

Während sich die Nuklearmedizin weiterentwickelt, spielt
die Technologie eine entscheidende Rolle, um
sicherzustellen, dass diese Entwicklung auf sichere Weise
erfolgt. Die Harmonisierung von Technologie und
Sicherheitsprotokollen stellt sicher, dass die Vorteile der
Nuklearmedizin realisiert werden, ohne die Sicherheit der
Patienten, des medizinischen Personals und der
Gemeinschaft zu gefährden.

Teamarbeit : Interaktionen zwischen Ärzten, Technikern, Krankenpflegern und anderen Berufsgruppen.

In der Nuklearmedizin ist wie in vielen anderen
medizinischen Bereichen die Teamarbeit entscheidend, um
eine optimale Patientenversorgung zu gewährleisten. Jedes
Teammitglied spielt eine spezifische, sich ergänzende
Rolle, und der Erfolg von Eingriffen hängt oft von der
Fähigkeit der verschiedenen Fachleute ab, effektiv
zusammenzuarbeiten.

1. Der Nuklearmediziner :
Als erster Verantwortlicher für den Patienten stellt der Facharzt für Nuklearmedizin die Diagnose, entscheidet über die geeignete Behandlung und beaufsichtigt den gesamten Prozess. Er wertet die Bilder aus, interpretiert die Ergebnisse und stellt die Verbindung zu anderen Fachärzten her, um eine umfassende Betreuung des Patienten zu gewährleisten.

2. Der Techniker in der Nuklearmedizin :
Der Techniker ist für die Verabreichung von Radiopharmaka an den Patienten, die Durchführung von Szintigraphien und die Bedienung hochentwickelter Geräte zuständig. Er arbeitet eng mit dem Arzt zusammen, um die Qualität der Bilder zu gewährleisten und für einen reibungslosen Ablauf der Untersuchung zu sorgen.

3. Der Krankenpfleger in der Nuklearmedizin :
Der Krankenpfleger ist oft der erste Kontaktpunkt mit dem Patienten. Er bereitet den Patienten auf die Untersuchung vor, verabreicht ihm die erforderlichen Medikamente, überwacht den Zustand des Patienten während der Untersuchung und berät ihn nach der Untersuchung. Der Krankenpfleger ist auch ein wichtiges Bindeglied, um den Patienten zu beruhigen, seine Fragen zu beantworten und ihn während des gesamten Prozesses zu begleiten.

4. Der Radiopharmazeut :
Als Experte für Radiopharmaka bereitet der Radiopharmazeut die radioaktiven Substanzen vor, die für Untersuchungen und Behandlungen benötigt werden. Er arbeitet mit dem Arzt und dem Techniker zusammen, um sicherzustellen, dass die richtigen Dosen verabreicht werden.

5. Andere Fachleute :
Je nach Fall können weitere Spezialisten hinzugezogen werden, z. B. Radiologen, Chirurgen, Onkologen,

Kardiologen. Ihr Fachwissen ist für eine umfassende Betreuung des Patienten unerlässlich, insbesondere bei komplexen Fällen oder Begleiterkrankungen.

6. Verwaltungspersonal :
Jede medizinische Intervention erfordert eine logistische Organisation. Vom Sekretariat über die Terminverwaltung bis hin zu Fragen der Rechnungsstellung spielen diese Fachkräfte eine zentrale Rolle, um einen reibungslosen Ablauf zu gewährleisten.

7. Kommunikation und Zusammenarbeit :
Effektive Teamarbeit hängt von einer reibungslosen Kommunikation zwischen allen Beteiligten ab. Regelmäßige Treffen, gemeinsame Protokolle und moderne Kommunikationsmittel sind entscheidend, um sicherzustellen, dass jedes Teammitglied informiert und auf die gemeinsamen Ziele abgestimmt ist.

8. Weiterbildung und Austausch :
Die Nuklearmedizin ist ein Bereich, der sich ständig weiterentwickelt. Der Austausch zwischen Fachleuten, sei es bei Fortbildungen, Kongressen oder internen Treffen, ist von entscheidender Bedeutung, um auf dem neuesten Stand der Technik und der Praxis zu bleiben.

Die Nuklearmedizin ist ein orchestriertes Ballett, bei dem jeder Akteur durch sein Fachwissen und die Zusammenarbeit mit den anderen Teammitgliedern dazu beiträgt, eine optimale Versorgung des Patienten zu gewährleisten. Synergie und Kooperation sind die Schlüsselwörter, um Sicherheit, Qualität und Effizienz der Versorgung zu gewährleisten.

Kapitel 12 :
UMGANG MIT NOTFÄLLEN
IN DER NUKLEARMEDIZIN

Erkennen von riskanten Vitalzeichen.

Aufgrund ihrer inhärenten Natur kann es in der Nuklearmedizin zu Notfallsituationen kommen. Obwohl die meisten Verfahren in der Nuklearmedizin in einer kontrollierten Umgebung geplant und durchgeführt werden, können unvorhergesehene Situationen eintreten, die ein schnelles und entscheidendes Eingreifen erfordern.

Das Erkennen von risikoreichen Vitalzeichen ist eine wesentliche Fähigkeit für alle Angehörigen der Gesundheitsberufe, und in der Nuklearmedizin ist diese Fähigkeit aufgrund der Besonderheiten des Fachgebiets noch entscheidender.

1. Allergische Reaktionen :
Bei einigen Patienten kann es zu einer allergischen Reaktion auf Radiopharmaka oder andere verabreichte Wirkstoffe kommen. Zu den Lebenszeichen, auf die Sie achten sollten, gehören Keuchen, Nesselsucht, Schwellung des Gesichts oder des Rachens und eine beschleunigte Herzfrequenz.

2. Atemnot :
Plötzliche Atemnot nach der Verabreichung eines Radiopharmakons kann auf eine Gegenreaktion oder eine Komplikation hinweisen. Die schnelle Messung der Sauerstoffsättigung, der Atemfrequenz und das Abhören der Lunge sind von entscheidender Bedeutung.

3. Niedriger Blutdruck :
Ein plötzlicher Blutdruckabfall kann auf eine vagale Reaktion oder eine ernsthaftere Reaktion auf ein Medikament hinweisen. Die regelmäßige Überwachung des Blutdrucks und die Fähigkeit, Begleitsymptome wie Schwindel zu erkennen, sind von entscheidender Bedeutung.

4. Tachykardie oder Bradykardie :
Nach der Verabreichung bestimmter Wirkstoffe können Herzunregelmäßigkeiten auftreten. Eine kontinuierliche Überwachung des Herzrhythmus und des EKGs kann helfen, diese Unregelmäßigkeiten frühzeitig zu erkennen.

5. Angst und Unruhe :
Obwohl diese Symptome psychologisch bedingt sind, können sie die Vitalzeichen beeinflussen. Bei einem ängstlichen Patienten kann es zu einem Anstieg der Herzfrequenz und der Atemfrequenz kommen. Den Patienten zu beruhigen und zu besänftigen ist entscheidend, aber es ist auch wichtig zu erkennen, wann weitere medizinische Maßnahmen erforderlich sind.

6. Neurologische Symptome :
Starke Kopfschmerzen, Schwindel, Sehstörungen oder Anzeichen eines Schlaganfalls sollten sehr ernst genommen werden, insbesondere wenn diese Symptome nach einer Operation auftreten.

7. Komplikationen bei der Venenpunktion :
Hämatome, übermäßige Schmerzen oder Anzeichen einer Infektion um die Injektionsstelle herum erfordern besondere Aufmerksamkeit.

Reaktion in Notsituationen :

Vorbereitung: Regelmäßige Schulungen in Erster Hilfe und Notfallverfahren sind für alle Teammitglieder von entscheidender Bedeutung.

Notfallmaterial: Einen gut ausgestatteten und leicht zugänglichen Notfallwagen zu haben, ist lebenswichtig. Er sollte Wiederbelebungsmaterial, Notfallmedikamente, einen Defibrillator und andere wichtige Ausrüstungsgegenstände enthalten.

Kommunikation: In Notfällen ist eine klare und schnelle Kommunikation mit den anderen Teammitgliedern und ggf. mit externen Notfalldiensten von größter Bedeutung.

Bewertung nach einem Unfall : Nach jedem Notfall ist es entscheidend, die Situation zu bewerten, zu verstehen, was passiert ist, und die Verfahren ggf. anzupassen.

In der Nuklearmedizin kann, wie in jedem medizinischen Umfeld, die Fähigkeit, riskante Vitalzeichen schnell zu erkennen und wirksam einzugreifen, über Leben und Tod entscheiden. Regelmäßige Schulungen, angemessene Vorbereitung und effektive Kommunikation sind der Schlüssel zur effektiven Bewältigung solcher Notfallsituationen.

Gegnerische Reaktionen zu Radiopharmazeutika.

Radiopharmazeutika sind medizinische Verbindungen, die Radionuklide enthalten. Sie werden in der Nuklearmedizin verwendet, um bestimmte Krankheiten zu diagnostizieren und zu behandeln. Wie jedes Medikament oder jede medizinische Maßnahme kann jedoch auch die Verabreichung von Radiopharmaka mit Nebenwirkungen oder ungünstigen Reaktionen einhergehen. Obwohl diese selten sind, ist es für Krankenpfleger und andere Angehörige der Gesundheitsberufe unerlässlich, sich dieser Risiken bewusst zu sein und zu wissen, wie man mit ihnen umgeht.

Allergische Reaktionen :
Obwohl äußerst selten, können nach der Verabreichung eines Radiopharmazeutikums allergische Reaktionen auftreten. Diese Reaktionen können von einem leichten Hautausschlag bis hin zu einer lebensbedrohlichen Anaphylaxie reichen. Zu den Anzeichen, auf die Sie achten sollten, gehören Hautausschlag, Ödeme, Atembeschwerden, Schwindel und ein beschleunigter Herzschlag. Eine schnelle Behandlung ist in diesen Situationen von entscheidender Bedeutung.

Reaktionen an der Injektionsstelle :
An der Injektionsstelle können Schmerzen, Rötungen oder Schwellungen auftreten. In den meisten Fällen sind diese Symptome leicht und klingen schnell ab. Sie können jedoch eine Behandlung erfordern, wenn die Symptome anhalten oder sich verschlimmern.

Systemische Reaktionen :
Übelkeit, Erbrechen oder ein metallischer Geschmack im Mund werden von Patienten nach der Verabreichung bestimmter Radiopharmaka manchmal empfunden. Diese Symptome sind in der Regel leicht und von kurzer Dauer.

Reaktionen im Zusammenhang mit Radioaktivität :
Es ist wichtig zu beachten, dass die in der Nuklearmedizin verwendeten Radiopharmaka so konzipiert sind, dass das mit der Radioaktivität verbundene Risiko minimiert wird. Die verwendeten Dosen sind gering, und das Radionuklid wird in der Regel schnell aus dem Körper eliminiert. Dennoch müssen die Grundsätze des Strahlenschutzes unbedingt eingehalten werden, um sowohl den Patienten als auch das Personal zu schützen.

Umgang mit gegnerischen Reaktionen :
   Überwachung: Nach der Verabreichung des Radiopharmakons muss der Patient unbedingt

überwacht werden, um Anzeichen einer Gegenreaktion frühzeitig zu erkennen.

Erstbehandlung: Bei einer allergischen Reaktion kann die Verabreichung von Antihistaminika oder Kortikosteroiden erforderlich sein. In schwereren Fällen kann eine medizinische Notversorgung erforderlich sein.

Kommunikation: Es ist entscheidend, den Patienten vor der Verabreichung des Radiopharmakons über die Möglichkeit von Nebenwirkungen aufzuklären und ihn zu bitten, sofort das Personal zu informieren, wenn er etwas Ungewöhnliches spürt.

Dokumentation: Jede adverse Reaktion muss in der Krankenakte des Patienten sorgfältig dokumentiert werden. Dies ist für die kontinuierliche Überwachung der Sicherheit von Radiopharmazeutika von entscheidender Bedeutung.

Obwohl Nebenreaktionen auf Radiopharmazeutika selten sind, müssen nuklearmedizinische Fachkräfte darauf vorbereitet sein, diese zu erkennen und wirksam zu behandeln, um die Sicherheit des Patienten zu gewährleisten. Kommunikation, Überwachung und ständige Weiterbildung sind entscheidend, um diese Risiken zu minimieren.

Verfahren für schnelles Eingreifen.

Schnelle Reaktionsverfahren in der Nuklearmedizin sind für die Sicherheit von Patienten und Personal von entscheidender Bedeutung. Aufgrund der besonderen Natur dieses Zweigs der Medizin können Notfallsituationen einzigartig sein und eine angepasste Vorgehensweise erfordern. Wie in jeder medizinischen Disziplin besteht das Hauptziel jedoch darin, die Sicherheit des Patienten zu gewährleisten und seinen Zustand so schnell wie möglich zu stabilisieren.

1. Schwere allergische Reaktionen :
   Erkennen: Hautausschlag, Atembeschwerden, Schwellungen im Gesicht oder Hals, Schwindel.
   Intervention: Abbruch aller laufenden Verabreichungen, Sicherheitslagerung des Patienten, Verabreichung von Adrenalin bei Anaphylaxie, Herbeirufen eines Notfallteams.
2. Zufällige Strahlenexposition :
   Erkennung: Austritt einer radioaktiven Quelle, Verschütten von radioaktivem Material.
   Intervention: Sofortige Evakuierung des Bereichs, Kennzeichnung des Bereichs, Verwendung persönlicher Schutzausrüstung für das eingreifende Personal, Messung der Radioaktivität, ggf. Dekontaminierung.
3. Verschlucken oder versehentliches Einatmen von radioaktiven Stoffen :
   Erkennung: Jeder Verdacht auf Verschlucken oder Einatmen.
   Intervention: Gewährleistung der Vitalstabilität des Patienten, Verabreichung von spezifischen Behandlungen zur Förderung der Ausscheidung, Überwachung der Radioaktivität des Patienten.
4. Fehlfunktion einer Ausrüstung während eines Verfahrens :
   Erkennung: Ungewöhnliche Geräusche, Alarme, unerwartetes Abschalten des Geräts.
   Intervention: Abbruch des Verfahrens, Patient in Sicherheit bringen, Zustand des Patienten überprüfen, technisches Team zur Beurteilung des Geräts rufen
5. Adverse Reaktion auf ein Radiopharmazeutikum :
   Erkennen: Schmerzen an der Injektionsstelle, Anzeichen einer allergischen Reaktion, Übelkeit.

Intervention: Enge Überwachung des Patienten, symptomatische Behandlung, genaue Dokumentation des Vorfalls.

6. Herz- oder Atemereignisse während der Untersuchung :

Erkennen: Brustschmerzen, Kurzatmigkeit, Bewusstlosigkeit.

Intervention: Verabreichung von Sauerstoff, ggf. kardiopulmonale Reanimation, Herbeirufen eines Notfallteams

7. Psychologische oder verhaltensbezogene Vorfälle :

Erkennen: Unruhe, übermäßige Angst, Panik.

Intervention: Versuch, den Patienten mithilfe geeigneter Kommunikationstechniken zu beruhigen, ggf. Hinzuziehung eines Spezialteams, ggf. Einsatz einer leichten Sedierung mit Zustimmung des Patienten.

Das schnelle Eingreifen in der Nuklearmedizin erfordert eine spezielle Ausbildung und Vorbereitung. Die Verfahren müssen regelmäßig überprüft und aktualisiert werden, um neuen Erkenntnissen und Technologien Rechnung zu tragen. Darüber hinaus können regelmäßige Simulationen von Zwischenfällen dem Personal helfen, in einem echten Notfall effektiv und schnell zu reagieren.

Kapitel 13 :
INNOVATIONEN UND NEUE TECHNIKEN

Die Entwicklung von adiopharmazeutika.

Die Evolution der Radiopharmazeutika ist eine spannende Geschichte über Innovationen und wissenschaftliche Fortschritte, die die Landschaft der Nuklearmedizin im Laufe der Jahrzehnte neu geformt haben. Radiopharmazeutika sind spezifische Verbindungen, die, wenn sie mit Radionukliden markiert werden, diagnostische Bilder liefern oder eine gezielte Behandlung ermöglichen. Die Geschichte ihrer Entwicklung ist eng mit den Fortschritten in der Chemie, Physik und Biologie verknüpft.

1. Die Anfänge :
In den 1950er und 1960er Jahren wurden mit der Entdeckung neuer radioaktiver Isotope die ersten Radiopharmazeutika eingeführt. Jod-131 zum Beispiel wurde schnell zu einem wertvollen Hilfsmittel bei der Diagnose und Behandlung von Schilddrüsenerkrankungen.

2. Entwicklung von Bildgebungstechniken :
Mit dem Aufkommen der Szintigraphie in den 1970er Jahren stieg die Nachfrage nach Radiopharmazeutika, die sich für die Bildgebung eignen. Technetium-99m wurde aufgrund seiner idealen Halbwertszeit und seiner radiologischen Eigenschaften das am häufigsten verwendete Isotop für die Szintigraphie.

3. Personalisierte Radiopharmazeutika :
In den 1980er und 1990er Jahren konzentrierte sich die Forschung auf die Schaffung spezifischer Moleküle, die auf bestimmte Zellen oder biologische Prozesse abzielen können, was den Weg für eine stärker personalisierte und zielgerichtete Nuklearmedizin ebnete.

4. Die Ära der Theranostik :

Ab den 2000er Jahren entstand aus der Verschmelzung der Wörter "Therapie" und "Diagnose" die "Theranostik". Damit ist die Verwendung von Radiopharmazeutika gemeint, die eine Krankheit sowohl diagnostizieren als auch behandeln können, oft mit derselben Verbindung. Beispiele hierfür sind die Behandlung mit Radiopeptiden, wie Lutetium-177 DOTATATE bei bestimmten neuroendokrinen Tumoren.

5. Radiopharmazeutika für die Neurologie :

Die Entwicklung von Radiopharmazeutika für die Hirnbildgebung, insbesondere bei der Diagnose von Krankheiten wie Alzheimer, hat eine bedeutende Entwicklung durchgemacht. Verbindungen, die auf Amyloid-Plaques oder das Tau-Protein abzielen können, haben die Art und Weise, wie diese Krankheiten diagnostiziert und erforscht werden, revolutioniert.

6. Jüngste Innovationen und Ausblick :

Mit dem technologischen Fortschritt und dem wachsenden Verständnis der Molekularbiologie sind die heutigen Radiopharmazeutika zielgerichteter, wirksamer und sicherer. Die aktuelle Forschung befasst sich mit der Entwicklung von Radionuklidtherapien für verschiedene Krebsarten sowie mit der Verbesserung der Erkennung von Krankheiten in einem frühen Stadium.

Radiopharmazeutika haben seit ihren Anfängen einen langen Weg zurückgelegt und sich von einfachen Diagnosewerkzeugen zu leistungsstarken therapeutischen Wirkstoffen entwickelt. Da die Forschung voranschreitet, ist mit revolutionären neuen Radiopharmazeutika zu rechnen, die neue Behandlungs- und Diagnosemöglichkeiten für viele Krankheiten bieten werden.

Technologische Fortschritte
in der Bildgebung.

Die technologischen Fortschritte in der medizinischen Bildgebung haben die Art und Weise, wie Ärzte Krankheiten diagnostizieren, behandeln und überwachen, verändert. Insbesondere die Nuklearmedizin hat von diesen Innovationen profitiert und neue Wege für die Behandlung von Patienten eröffnet. Anhand dieses Rundgangs werden wir die Fortschritte und ihre Auswirkungen auf die medizinische Praxis erkunden.

Von Anfang an wurde durch die Verschmelzung von Physik, Chemie und Biologie der Grundstein für die medizinische Bildgebung gelegt. Doch erst mit dem Aufschwung der Computer- und Digitaltechnik kam die medizinische Bildgebung so richtig in Schwung.

1. Das digitale Zeitalter :
Der Übergang von der analogen zur digitalen Bildgebung war eine Revolution. Digitale Bilder sind nicht nur von höherer Qualität, sondern können auch leicht gespeichert, geteilt und analysiert werden. Ein perfektes Beispiel dafür ist die Einführung der Computertomographie (CT) in den 1970er Jahren, bei der Röntgenstrahlen eingesetzt werden, um scharfe Bilder des Körpers zu erhalten.

2. Das Aufkommen der MRT :
Die Magnetresonanztomographie (MRT) hat die Lage verändert, da sie die Darstellung von Weichteilgewebe auf bisher unbekannte Weise ermöglicht. Ohne ionisierende Strahlung zu verwenden, nutzt die MRT ein starkes Magnetfeld, um detaillierte Bilder zu erhalten, die neue Perspektiven für die Analyse des Gehirns, der Gelenke und anderer Organe eröffnen.

3. PET und PET-CT :
Die Positronen-Emissions-Tomographie (PET) hat ein Fenster in die Molekularbiologie des menschlichen Körpers geöffnet. Durch die Kombination von PET und CT können Ärzte nun sowohl anatomische als auch funktionelle Informationen erhalten, die eine genaue Lokalisierung und Charakterisierung von Läsionen ermöglichen.

4. Interventionelle Radiologie :
Dank der Fortschritte in der Echtzeit-Bildgebung ist es möglich, minimalinvasive chirurgische Eingriffe unter radiologischer Führung durchzuführen, wodurch die Risiken verringert und die Genesung beschleunigt werden.

5. Künstliche Intelligenz und maschinelles Lernen :
Diese Technologien bieten faszinierende Möglichkeiten für die Analyse und Interpretation von Bildern. Sie können dabei helfen, komplexe Pathologien zu identifizieren, bestimmte Merkmale genau zu quantifizieren und klinische Ergebnisse aus großen Bilddatenbanken vorherzusagen.

6. Molekulare Bildgebung und Multimodalität :
Die Integration verschiedener Bildgebungsmodalitäten bietet eine vollständige und ganzheitliche Sicht auf den Patienten. Durch die Kombination von MRT und PET können beispielsweise zusätzliche Informationen über Anatomie und Funktion gewonnen werden.

7. Dreidimensionale Bildgebung und erweiterte Realität :
Die Fähigkeit, komplexe Körperstrukturen in 3D zu visualisieren und sie sogar mithilfe von Augmented Reality während eines Eingriffs zu überlagern, stellt ein enormes Potenzial für die Chirurgie und andere medizinische Verfahren dar.

Die technologischen Fortschritte in der medizinischen Bildgebung haben die Landschaft der Nuklearmedizin geformt und gestalten sie auch weiterhin um. Diese

Innovationen, gepaart mit kontinuierlicher Forschung und der Anpassungsfähigkeit der medizinischen Fachkräfte, stellen sicher, dass die Bildgebung in der Zukunft eine zentrale Rolle in der Patientenversorgung spielen wird.

Die Zukunftsaussichten der Nuklearmedizin.

Die Nuklearmedizin mit ihren einzigartigen diagnostischen und therapeutischen Anwendungen hat sich zu einer unverzichtbaren Säule der modernen Medizin entwickelt. Während wir in die Zukunft blicken, ist klar, dass die Kombination aus Forschung, technologischer Innovation und klinischer Nachfrage die Grenzen dieses Bereichs weiter ausdehnen wird. Lassen Sie uns einen Blick auf diese Zukunftsaussichten für die Nuklearmedizin werfen.

1. Gezielte Therapien :
Die Zukunft der Nuklearmedizin ist untrennbar mit der Entwicklung von Radionuklidtherapien verbunden. Gezielte Therapien, bei denen spezifische Isotope eingesetzt werden, um Krebszellen anzugreifen und gleichzeitig gesundes Gewebe zu schonen, erleben einen bemerkenswerten Aufschwung. Die Forschung konzentriert sich auf die Entwicklung spezifischerer Wirkstoffe, die präzise auf verschiedene Krebsformen abzielen können.

2. Hybrid-Bildgebung :
Die Kombination von Bildgebungsmodalitäten, wie PET-CT oder PET-MRT, wird sich weiter verbessern und eine höhere Auflösung und Spezifität bieten. Diese Hybridsysteme ermöglichen eine bessere Lokalisierung, Charakterisierung und Bewertung von Krankheiten.

3. Personalisierte Pflege :
Im Zeitalter der personalisierten Medizin wird die Nuklearmedizin eine Schlüsselrolle bei der Entwicklung maßgeschneiderter Behandlungsmethoden spielen. Patienten könnten von individualisierten Behandlungsansätzen profitieren, die auf ihrer Genetik, Physiologie und Krankheitsbiologie basieren.

4. Künstliche Intelligenz (KI) :
Die KI steht kurz davor, die Diagnose in der Nuklearmedizin zu revolutionieren. Sie kann helfen, die Genauigkeit zu verbessern, Fehler zu reduzieren und tiefere Analysen von Bildern zu liefern, die über das hinausgehen, was das menschliche Auge wahrnehmen kann.

5. Radiopharmazeutika der neuen Generation :
Mit den Fortschritten in der medizinischen Chemie und der Molekularbiologie werden neue Radiopharmazeutika entstehen, die eine höhere Spezifität, eine geringere Strahlendosis und eine bessere Bioverteilung bieten.

6. Bildung und Ausbildung :
Angesichts der raschen Entwicklung in diesem Bereich wird die ständige Weiterbildung von entscheidender Bedeutung sein. Die Bildungsprogramme werden sich an neue Technologien und Therapien anpassen müssen, um sicherzustellen, dass die Angehörigen der Gesundheitsberufe in der klinischen Praxis auf dem neuesten Stand bleiben.

7. Interdisziplinäre Zusammenarbeit :
Die Nuklearmedizin wird ihre Zusammenarbeit mit anderen Disziplinen, einschließlich Onkologie, Kardiologie, Neurologie und Chirurgie, verstärken, um eine integrierte Patientenversorgung zu ermöglichen.

8. Ethische und regulatorische Fragen :
Mit der Einführung neuer Technologien und Therapien werden neue ethische und regulatorische Fragen auftauchen, die einen offenen und sachkundigen Dialog zwischen Fachleuten, Regulierungsbehörden und der Öffentlichkeit erfordern.

Die Nuklearmedizin steht an der Schwelle zu einer spannenden Ära. Mit einer Kombination aus fortschrittlicher Technologie, innovativer Forschung und steigender klinischer Nachfrage ist das Fachgebiet gut aufgestellt, um das Leben von Patienten auf der ganzen Welt weiterhin zu verbessern.

Kapitel 14 :
KOMMUNIKATION
MIT DEN FAMILIEN UND ANGEHÖRIGEN

Informieren, ohne zu alarmieren :
die heikle Gleichung.

Die Kommunikation mit den Familien und Angehörigen von Patienten in der Nuklearmedizin ist eine subtile Kunst, die zwischen der Notwendigkeit zu informieren und der Notwendigkeit zu beruhigen schwankt. In einem Kontext, in dem die Begriffe "Radioaktivität" oder "Strahlung" irrationale Ängste oder Erinnerungen an historische Zwischenfälle hervorrufen können, besteht die Herausforderung für die Angehörigen der Gesundheitsberufe darin, den Prozess zu entmystifizieren und gleichzeitig klare und sachliche Informationen zu liefern.

Wenn sich ein Patient einer nuklearmedizinischen Untersuchung oder Behandlung unterziehen muss, kann seine Familie verständlicherweise eine Besorgnis verspüren, die durch mangelndes Verständnis verstärkt wird. Die Fachbegriffe und Verfahren können für diejenigen, die mit dem Fachgebiet nicht vertraut sind, einschüchternd wirken. Hier kommt die entscheidende Rolle des Pflegepersonals zum Tragen, insbesondere der Krankenpfleger, die oft an vorderster Front stehen, um Fragen zu beantworten und Bedenken zu zerstreuen.

Der erste Schritt in dieser Kommunikation ist das aktive Zuhören. Es ist entscheidend, die spezifischen Bedenken jeder Familie zu verstehen, denn so kann die Kommunikation so ausgerichtet werden, dass sie direkt auf ihre Bedürfnisse eingeht. Eine Familie fürchtet sich vielleicht vor möglichen Nebenwirkungen, während eine andere sich Sorgen darüber macht, wie lange sie der Strahlung ausgesetzt sein wird.

Sobald diese Bedenken identifiziert sind, ist es entscheidend, genaue Informationen zu liefern, aber auch, sie auf eine Art und Weise zu präsentieren, die sowohl zugänglich ist als auch beruhigend wirkt. Es geht nicht darum, die Familie einfach mit Fakten zu bombardieren, sondern sie in einen Kontext zu stellen. Anstatt z. B. einfach zu sagen, dass eine bestimmte Strahlendosis "sicher" ist, kann es hilfreich sein, sie mit alltäglichen Belastungen wie einem Flug oder einer Zahnröntgenaufnahme zu vergleichen, um eine Perspektive zu vermitteln.

Es ist auch entscheidend, die Gefühle der Familien anzuerkennen und zu validieren. Ihre Sorgen herunterzuspielen oder sie mit einem Handstreich abzutun, kann dazu führen, dass sie sich nicht bestätigt oder missverstanden fühlen. Stattdessen ist es vorteilhaft, einen einfühlsamen Ansatz zu wählen, der ihre Bedenken anerkennt und gleichzeitig Aufklärung bietet.

Schließlich ist Geduld von größter Bedeutung. Jeder Mensch nimmt Informationen in seinem eigenen Tempo auf, und manche Familien brauchen vielleicht mehrere Erklärungen oder Beruhigungen, bevor sie sich wohlfühlen.

Die Kommunikation mit Familien und Angehörigen in der Nuklearmedizin ist ein heikler Tanz zwischen Information und Mitgefühl. Indem sie sich jeder Interaktion mit Einfühlungsvermögen, Geduld und Klarheit nähern, können Gesundheitsfachkräfte Sorge in Verständnis und Angst in Vertrauen verwandeln.

Die unterstützende Rolle des Krankenpflegers.

Die unterstützende Rolle des Krankenpflegers geht weit über die direkte klinische Versorgung hinaus. In der Nuklearmedizin, wie auch in anderen medizinischen Bereichen, ist der Krankenpfleger oft die erste Anlaufstelle für Patienten und ihre Familien. Er ist das menschliche Gesicht inmitten von hochentwickelten Maschinen und potenziell einschüchternden Behandlungen. Es ist eine Rolle, die eine Kombination aus technischem Fachwissen, Kommunikationsfähigkeiten und tiefem Einfühlungsvermögen erfordert.

Der Krankenpfleger als Begleiter des Patienten durch seine medizinische Laufbahn
Wenn ein Patient zu einer Untersuchung oder Behandlung kommt, kann er von dem Unbekannten überwältigt sein. Krankenpfleger schlüsseln die einzelnen Schritte auf, erklären die Verfahren, beantworten Fragen und helfen dabei, Mythen oder falsche Vorstellungen auszuräumen, die der Patient über Radioaktivität oder die Auswirkungen der Behandlung haben könnte.

Der Krankenpfleger als emotionale Stütze
Angesichts von Angst, Ungewissheit und in manchen Fällen einer alarmierenden Diagnose braucht der Patient emotionale Unterstützung. Krankenpfleger bieten ein offenes Ohr, beruhigen, ermutigen und verweisen den Patienten bei Bedarf an spezialisierte Fachkräfte wie Psychologen oder Sozialarbeiter.

Der Krankenpfleger als Gesundheitserzieher
Ein wesentlicher Teil der Unterstützung besteht darin, den Patienten über seinen Zustand, die möglichen Auswirkungen der Behandlung und den Umgang mit den Folgen aufzuklären. Diese Aufklärung ist nicht nur für das

Verständnis des Patienten von entscheidender Bedeutung, sondern auch für seine Therapietreue und seine Fähigkeit, informierte Entscheidungen zu treffen.

Der Krankenpfleger als Vermittler zwischen dem Patienten und dem medizinischen Team

Krankenpfleger fungieren häufig als Vermittler, die die Bedenken oder Fragen des Patienten an das medizinische Team weiterleiten und umgekehrt. Sie fungieren als Brücke, die für eine reibungslose und effektive Kommunikation zum Wohle des Patienten sorgt.

Der Krankenpfleger als Beschützer der Würde des Patienten

In Momenten der Verletzlichkeit, z. B. wenn ein Patient für ein Verfahren ausgestellt wird, sorgt der Krankenpfleger dafür, dass die Würde des Patienten gewahrt bleibt, indem er Trost spendet, die Privatsphäre respektiert und auf individuelle Bedürfnisse eingeht.

Der Krankenpfleger als Stütze der Familie

Auch Familien können Fragen, Ängste und Bedürfnisse haben. Krankenpfleger unterstützen auch die Angehörigen, informieren sie und führen sie durch den medizinischen Prozess.

Die unterstützende Rolle des Krankenpflegers in der Nuklearmedizin ist multidimensional. Es geht darum, technisches Fachwissen mit Einfühlungsvermögen, Mitgefühl und Kommunikation zu kombinieren, um sowohl dem Patienten als auch seinen Angehörigen eine ganzheitliche Unterstützung zu bieten. Diese Rolle wird nicht einfach in Handlungen gemessen, sondern in der nachhaltigen Wirkung, die sie auf das geistige, emotionale und körperliche Wohlbefinden des Patienten hat.

Mit den Teams zusammenarbeiten psychologischer Unterstützung.

In der Nuklearmedizin ist die Zusammenarbeit mit psychologischen Betreuungsteams von größter Bedeutung. Die Patienten werden häufig mit komplexen Diagnosen und Verfahren konfrontiert, die Angst auslösen können. Hinzu kommt die Belastung durch gängige Missverständnisse über Radioaktivität, und es wird deutlich, dass psychologische Unterstützung für das Wohlbefinden der Patienten von entscheidender Bedeutung ist.

Beurteilung des Bedarfs an psychologischer Unterstützung :
Bereits beim ersten Kontakt ist der Krankenpfleger darin geschult, Anzeichen für eine psychische Notlage zu erkennen. Ob es sich um Angstzustände, Depressionen, Behandlungsverweigerung oder andere emotionale Reaktionen handelt, der Krankenpfleger kann eine Beratung durch eine psychosoziale Fachkraft empfehlen.

Erleichterung der Kommunikation :
Krankenpfleger fungieren häufig als Vermittler zwischen dem Patienten und dem medizinischen Team, einschließlich der Teams für psychologische Unterstützung. Sie können helfen, den Patienten auf Sitzungen mit einem Psychologen vorzubereiten, die Bedenken des Patienten zu klären oder einfach als Verbindungsperson zu fungieren, um sicherzustellen, dass der Patient die notwendige Unterstützung erhält.

Bildung und Bewusstsein :
Die Krankenpfleger arbeiten eng mit den Teams für psychologische Unterstützung zusammen, um die Patienten über die Vorteile der Behandlung ihrer psychischen Gesundheit aufzuklären. Sie können auch Workshops oder Informationsveranstaltungen zu Themen

wie Stressbewältigung, Entspannung oder Meditation mitbetreuen.

Integrative Strategien :

Der Krankenpfleger und das psychologische Unterstützungsteam können zusammenarbeiten, um Strategien zur Stressbewältigung in den Pflegeplan des Patienten zu integrieren, wie z. B. tiefes Atmen, Visualisierung oder sogar Meditationstechniken.

Koordinierte Reaktionen auf Krisen :

In Situationen, in denen sich der Patient in großer Not oder in einer Krise befindet, ist eine schnelle und koordinierte Reaktion von entscheidender Bedeutung. Der Krankenpfleger kann mit Psychologen, Psychiatern und anderen psychosozialen Fachkräften zusammenarbeiten, um sicherzustellen, dass der Patient eine sofortige und angemessene Versorgung erhält.

Austausch von Informationen und Wissen :

Die Zusammenarbeit zwischen Krankenpflegern und psychologischen Unterstützungsteams verläuft nicht nur in eine Richtung. Ebenso wichtig ist es, dass Krankenpfleger die Psychologen über die Besonderheiten der Nuklearmedizin informieren, damit diese ihre Unterstützung entsprechend anpassen können.

Folgen :

Nach einem Verfahren oder einer Behandlung überwacht der Krankenpfleger weiterhin das psychologische Wohlbefinden des Patienten, stellt sicher, dass er Zugang zu den notwendigen Ressourcen hat, und passt den Pflegeplan nach Bedarf an.

Die Zusammenarbeit zwischen Krankenpflegern für Nuklearmedizin und psychologischen Unterstützungsteams ist eine Synergie, die darauf abzielt, den Patienten mit einer ganzheitlichen Betreuung zu umhüllen, die nicht nur seine körperlichen Bedürfnisse, sondern auch sein emotionales und mentales Wohlbefinden berücksichtigt. In einem so spezialisierten und oft missverstandenen Bereich wie der

Nuklearmedizin ist diese Zusammenarbeit von entscheidender Bedeutung, um ein optimales Patientenerlebnis zu gewährleisten.

Kapitel 15 :
HERAUSFORDERUNGEN IN DER INFORMATIK UND TELEMEDIZIN

Verwaltung elektronischer Akten und Datenintegrität.

In der modernen Landschaft des Gesundheitswesens sind die Verwaltung elektronischer Akten und die Datenintegrität zu einem wichtigen Anliegen geworden. Für den Krankenpfleger in der Nuklearmedizin stellt dies keine Ausnahme dar. Elektronische Akten bieten gegenüber herkömmlichen Papierakten eine Vielzahl von Vorteilen, insbesondere hinsichtlich des Zugangs, der Effizienz und der Kommunikation zwischen den Angehörigen der Gesundheitsberufe. Sie bringen jedoch auch neue Herausforderungen in Bezug auf Vertraulichkeit, Sicherheit und Datenintegrität mit sich.

Übergang von Papier zu Elektronik :

Mit dem Aufkommen von Krankenhausinformationssystemen und elektronischen Gesundheitsakten (EHR) haben viele Einrichtungen den Übergang von Papierakten zu digitalisierten Versionen eingeleitet. Dieser Schritt erforderte eine gründliche Schulung der Krankenpfleger, damit sie den Umgang mit diesen neuen Systemen beherrschen und gleichzeitig die Genauigkeit und Vertraulichkeit der Patienteninformationen gewährleisten können.

Zugänglichkeit und Effizienz :
EHRs haben den Zugriff auf Patienteninformationen schneller und effizienter gemacht. Ein Krankenpfleger kann nun mit wenigen Klicks die Krankengeschichte eines Patienten, die verschriebenen Medikamente, Allergien, diagnostische Bilder und andere relevante Daten einsehen.

Diese Zentralisierung erleichtert auch die Kommunikation zwischen verschiedenen Abteilungen oder medizinischen Fachgebieten.

Sicherheit und Datenschutz :
Während die Vorteile von EHRs unbestreitbar sind, werfen sie auch Sicherheitsfragen auf. Patientendaten sind sensibel und müssen vor unbefugtem Zugriff geschützt werden. Krankenpfleger sollten in bewährten Sicherheitspraktiken geschult werden, wie z. B. niemals einen Computer offen und unbeaufsichtigt zu lassen und starke Passwörter zu verwenden, die regelmäßig aktualisiert werden.

Datenintegrität :
Die Integrität der Daten ist von größter Bedeutung. Krankenpfleger, die bei der Dateneingabe an vorderster Front stehen, müssen sicherstellen, dass die gespeicherten Informationen genau und wahrheitsgemäß sind. Selbst ein kleiner Fehler kann erhebliche Auswirkungen auf die Diagnose oder Behandlung eines Patienten haben.

Aktualisierungen und Wartung :
EHR-Systeme werden regelmäßig aktualisiert, um neue Funktionen zu integrieren, mögliche Sicherheitslücken zu beheben oder die Benutzeroberfläche zu verbessern. Krankenpfleger müssen daher über diese Aktualisierungen Bescheid wissen und manchmal eine zusätzliche Schulung erhalten, um sich darauf einzustellen.

Kommunikation mit Patienten :
Mit der Entwicklung von Patientenportalen können Einzelpersonen nun online auf ihre eigenen Krankenakten zugreifen, Fragen stellen und Termine vereinbaren. Krankenpfleger müssen Patienten möglicherweise bei der Nutzung dieser Portale anleiten oder Bedenken hinsichtlich der Sicherheit ihrer Daten ausräumen.

In der heutigen digitalen Welt sind die Verwaltung elektronischer Akten und die Datenintegrität wesentliche Fähigkeiten aller Angehörigen der Gesundheitsberufe, auch der Krankenpfleger in der Nuklearmedizin. Indem sie dafür sorgen, dass diese Systeme effizient, sicher und ethisch vertretbar genutzt werden, spielen Krankenpfleger eine Schlüsselrolle bei der Gewährleistung einer optimalen Patientenversorgung.

Telemedizin :
Chancen und Herausforderungen.

Die Telemedizin, eine medizinische Fernbehandlung, bei der Informations- und Kommunikationstechnologien eingesetzt werden, hat sich in den letzten Jahren rasant ausgebreitet. Sie bietet zwar zahlreiche Möglichkeiten, insbesondere in Bezug auf Zugänglichkeit und Kosten, doch sie bringt auch Herausforderungen mit sich. Für Krankenpfleger in der Nuklearmedizin, wie für alle Angehörigen der Gesundheitsberufe, ist es von entscheidender Bedeutung, diese beiden Seiten zu verstehen, um die Telemedizin bestmöglich in ihre tägliche Praxis integrieren zu können.

Chancen der Telemedizin :
1. Erreichbarkeit :
Telemedizin ermöglicht die medizinische Versorgung von Menschen, die sonst keinen Zugang dazu hätten, insbesondere von Menschen, die in ländlichen oder abgelegenen Gebieten leben. Für die Nuklearmedizin kann dies bedeuten, Voruntersuchungen oder Nachuntersuchungen nach einer Untersuchung oder Behandlung durchzuführen.

2. Kontinuität der Pflege :
Die Möglichkeit der Fernkonsultation gewährleistet eine kontinuierliche Versorgung, auch wenn der Patient oder die Fachkraft nicht reisen kann. Dies ist besonders in Notfallsituationen oder in Zeiten gesundheitlicher Krisen relevant.

3. Zeit- und Kostenersparnis :
Die Verringerung der Notwendigkeit physischer Reisen kann zu erheblichen Einsparungen für die Patienten und das Gesundheitssystem führen. Außerdem kann dadurch die Anzahl der Patienten erhöht werden, die ein Krankenpfleger oder Arzt an einem Tag sehen kann.

4. Bildung und Ausbildung :
Die Telemedizin kann auch als Bildungsplattform für Angehörige der Gesundheitsberufe dienen, mit Webinaren, Online-Schulungen und dem Austausch mit Fachleuten aus verschiedenen Bereichen.

Herausforderungen der Telemedizin :
1. Technologische Barrieren :
Nicht alle Patienten haben Zugang zu zuverlässiger Technologie oder einer stabilen Internetverbindung. Daher ist es von entscheidender Bedeutung, die Zugänglichkeit dieser Dienste für alle zu gewährleisten.

2. Vertraulichkeit und Datensicherheit :
Online-Konsultationen müssen sicher sein, um die Vertraulichkeit medizinischer Informationen zu schützen. Die Schulung von Krankenpflegern und anderen Fachkräften über bewährte Sicherheitspraktiken ist daher von entscheidender Bedeutung.

3. Regulatorische und rechtliche Aspekte :
Die Telemedizin wirft rechtliche Fragen auf, insbesondere hinsichtlich der Haftung für Fehler, zwischenstaatlicher

oder internationaler Berufslizenzen und der Erstattung durch Versicherungen.

4. Klinische Grenzen :
Einige Aspekte der körperlichen Untersuchung können nicht aus der Ferne durchgeführt werden. Außerdem können in der Nuklearmedizin zwar Konsultationen aus der Ferne durchgeführt werden, die Untersuchungen erfordern jedoch eine physische Anwesenheit.

5. Menschliche Beziehungen :
Die Telemedizin kann potenziell den menschlichen Aspekt der Beziehung zwischen Arzt und Patient verringern. Es ist daher von entscheidender Bedeutung, Wege zu finden, um eine warme und einfühlsame Kommunikation auch über einen Bildschirm aufrechtzuerhalten.

Die Telemedizin bietet zwar unglaubliche Möglichkeiten zur Verbesserung des Zugangs und der Effizienz der Pflege, sie bringt aber auch Herausforderungen mit sich, die ein ständiges Umdenken und eine Anpassung erfordern. Für Krankenpfleger in der Nuklearmedizin geht es darum, diese neuen Technologien anzunehmen und gleichzeitig dafür zu sorgen, dass die Qualität und Sicherheit der Versorgung erhalten bleibt.

Gewährleistung der Vertraulichkeit und Sicherheit der Patienteninformationen.

Die Gewährleistung der Vertraulichkeit und Sicherheit von Patienteninformationen ist ein Eckpfeiler der medizinischen Praxis und grundlegend für den Aufbau einer vertrauensvollen Beziehung zwischen Patient und Angehörigen der Gesundheitsberufe. Für den Krankenpfleger für Nuklearmedizin, wie für jeden anderen Angehörigen eines Gesundheitsberufs, ist diese

Verantwortung von entscheidender Bedeutung. Mit dem Aufkommen der Informationstechnologie in der Medizin erhält diese Aufgabe eine noch kritischere Dimension.

Sensible Informationen schützen :
Jede Konsultation, jede Untersuchung und jede Interaktion in der Nuklearmedizin erzeugt eine Vielzahl von Informationen über den Patienten. Diese Informationen können persönliche Daten, medizinische Bilder, Krankengeschichten und andere sensible Details umfassen. Die Offenlegung dieser Informationen könnte nicht nur das Recht des Patienten auf Privatsphäre verletzen, sondern ihn auch anfällig für böswillige Handlungen machen.

Maßnahmen zur Gewährleistung von Vertraulichkeit und Sicherheit :
1. Sichere elektronische Systeme :
Die Verwendung von verschlüsselten und mit komplexen Passwörtern geschützten medizinischen Informationssystemen ist von größter Bedeutung. Regelmäßige Updates und der Einsatz von Firewalls können ebenfalls zum Schutz vor Cyberangriffen beitragen.

2. Zugriffsprotokolle :
Nur die an der Pflege des Patienten beteiligten Gesundheitsfachkräfte sollten Zugang zu seinen Informationen haben. Die Verwendung von Namensschildern oder Zugangskarten sowie von Zwei-Faktor-Identifikationsprotokollen kann den unbefugten Zugriff einschränken.

3. Weiterbildung :
Angehörige der Gesundheitsberufe, einschließlich Krankenpfleger in der Nuklearmedizin, müssen regelmäßig Schulungen zum Thema Datenschutz und Informationssicherheit erhalten. Dazu gehören

Informationen über die neuesten Bedrohungen sowie über bewährte Verfahren zum Schutz von Patientendaten.

4. Sichere Vernichtung :
Wenn die Patientendaten nicht mehr benötigt werden, müssen sie auf sichere Weise vernichtet werden. Bei Papierdokumenten bedeutet dies ein geeignetes Schreddern. Bei elektronischen Daten erfordert dies Löschmethoden, die die Daten unwiederbringlich machen.

5. Informierte Zustimmung :
Die Patienten müssen darüber informiert werden, wie ihre Informationen verwendet und gespeichert werden. Sie müssen auch ihre Zustimmung zu jeglicher Weitergabe von Informationen an Dritte geben.

6. Sichere Kommunikation :
Wenn Patienteninformationen zwischen Angehörigen der Gesundheitsberufe ausgetauscht werden, sollten sichere Kommunikationskanäle wie verschlüsselte E-Mails oder VPN-Verbindungen verwendet werden.

Vertrauen ist ein wesentlicher Bestandteil der Beziehung zwischen Pflegekraft und Patient, und der Schutz der Patienteninformationen ist das Herzstück dieses Vertrauens. Krankenpfleger in der Nuklearmedizin, die in einem Bereich arbeiten, in dem die Technologie eine so zentrale Rolle spielt, tragen eine besondere Verantwortung dafür, dass bei jedem Schritt - von der Terminvereinbarung über die Durchführung der Untersuchung bis hin zur Nachsorge - die Vertraulichkeit und Sicherheit der Patienteninformationen strikt eingehalten wird.

Kapitel 16 :
DIE ROLLE DES KRANKENPFLEGERS IN PÄDAGOGIK UND AUSBILDUNG

Patienten aufklären : verstehen, um besser akzeptieren zu können.

In der komplexen Welt der Nuklearmedizin befindet sich der Krankenpfleger oft an der Schnittstelle zwischen fortschrittlicher Technologie und dem ängstlichen Patienten. Letzterer kann sich angesichts von Fachbegriffen wie "Szintigraphie" oder "Radiopharmazeutikum" verloren fühlen oder sogar Angst haben. Hier kommt die Patientenschulung ins Spiel, ein wesentlicher Prozess, um den Patienten aufzuklären, zu beruhigen und in seinen Behandlungspfad einzubeziehen.

Die Nuklearmedizin ist trotz ihrer ungeheuren Fortschritte für die breite Öffentlichkeit immer noch von einer Aura des Geheimnisvollen umgeben. Die Bilder von Atomen und Strahlung, die in der kollektiven Vorstellung oft mit Gefahren verbunden sind, können Anlass zu Besorgnis geben. Wenn der Patient jedoch die Funktionsweise, die Vorteile und die relativen Risiken des Verfahrens, dem er sich unterziehen wird, versteht, ist er in der Lage, über seine anfänglichen Befürchtungen hinwegzusehen.

Aufklärung beginnt mit Vereinfachung. Der Krankenpfleger mit seinem empathischen Ansatz ist bestens geeignet, medizinisches Fachchinesisch in verständliche Begriffe zu übersetzen. Zu erklären, dass ein Radiopharmakon einfach eine Substanz ist, die bestimmte Körperteile sichtbar macht, oder dass eine Szintigraphie nichts anderes als eine spezielle Kamera ist, die diese Substanzen aufspürt, kann einen enormen Unterschied machen.

Neben der Vereinfachung ist es jedoch von entscheidender Bedeutung, einen Dialog aufzubauen. Wenn Sie den Patienten dazu ermutigen, Fragen zu stellen, seine Ängste zu äußern und seine Sorgen mitzuteilen, baut sich eine vertrauensvolle Beziehung auf. Nur wenn der Krankenpfleger die Sorgen des Patienten wirklich versteht, kann er relevante und beruhigende Informationen liefern.

Auch bei der Vor- und Nachbereitung von Eingriffen spielt die Aufklärung eine entscheidende Rolle. Ein Patient, der gut darüber informiert ist, was er vor, während und nach einem Eingriff zu erwarten hat, ist eher in der Lage, die Anweisungen zu befolgen, was die Ergebnisse erheblich verbessern und das Risiko von Nebenwirkungen oder Komplikationen minimieren kann.

Die Aufklärung von Patienten in der Nuklearmedizin ist nicht nur eine Frage der Informationsvermittlung. Es ist ein Prozess, der darauf abzielt, den Patienten zu befähigen, ihn von einem passiven Empfänger von Behandlungen in einen aktiven und engagierten Akteur seiner eigenen Gesundheit zu verwandeln. Und wenn ein Patient ein Verfahren versteht und akzeptiert, erlebt er es nicht nur positiver, sondern ist auch eher bereit, sich an die medizinischen Empfehlungen zu halten, was die Chancen auf ein erfolgreiches Ergebnis erhöht.

Neue Mitglieder ausbilden des Teams.

Bei der Aufnahme neuer Mitglieder in ein Team der Nuklearmedizin geht es nicht nur um die Vermittlung von Fachwissen. Es geht auch darum, die Kultur, die Werte und den Auftrag der Abteilung zu teilen und sicherzustellen, dass jeder Neuankömmling sowohl kompetent ist als auch den Erwartungen des Berufes entspricht.

Integration und Einarbeitung: Die ersten Tage eines neuen Teammitglieds sind entscheidend. Es ist von entscheidender Bedeutung, dass die Integration reibungslos verläuft. Dazu gehört eine Einführung in das Team, die Räumlichkeiten, die Ausrüstung und die bestehenden Protokolle. In dieser Einführungsphase wird der Grundstein für eine gesunde und produktive Zusammenarbeit gelegt.

Wissensvermittlung: Die Nuklearmedizin ist ein komplexes Gebiet, das sich ständig weiterentwickelt. Die Sicherstellung der technischen Ausbildung von Neuankömmlingen ist von grundlegender Bedeutung. Dies geschieht durch theoretische, aber auch praktische Sitzungen, in denen der Neuankömmling beobachten, Fragen stellen und schließlich unter Aufsicht die ihm zugeteilten Aufgaben ausführen kann.

Mentoring : Die Begleitung durch einen Mentor, ein erfahrenes Teammitglied, kann die Integration erheblich erleichtern. Der Mentor ist die Bezugsperson des Neuankömmlings, die seine Fragen beantworten, ihn anleiten und ihm konstruktives Feedback zu seiner Leistung geben kann.

Sicherheitsbewusstsein: Der Umgang mit radioaktiven Isotopen und hochentwickelten Geräten erfordert eine genaue Kenntnis der Sicherheitsmaßnahmen. Neue Mitglieder müssen rigoros in diesen Protokollen geschult werden, nicht nur zu ihrer eigenen Sicherheit, sondern auch zur Sicherheit der Patienten und des gesamten Teams.

Weiterbildung: Da die Nuklearmedizin ein sich schnell entwickelndes Gebiet ist, hört die Weiterbildung nie wirklich auf. Es muss unbedingt sichergestellt werden, dass sich neue Mitglieder dieser Notwendigkeit der ständigen Weiterbildung bewusst sind und dass sie ermutigt werden, während ihrer gesamten Laufbahn an

Seminaren, Konferenzen und anderen Fortbildungsmaßnahmen teilzunehmen.

Den Beitrag jedes Einzelnen wertschätzen: Ein neuer Mitarbeiter, auch wenn er gerade erst anfängt, bringt eine frische Perspektive mit und hat vielleicht innovative Ideen. Es ist wichtig, diese Beiträge wertzuschätzen und den Austausch von Ideen und die Zusammenarbeit zwischen alten und neuen Mitgliedern zu fördern.

Feedback und Bewertungen: Um sicherzustellen, dass die Ausbildung effektiv ist, ist es schließlich unerlässlich, regelmäßige Bewertungen einzuführen, die es ermöglichen, Stärken und Verbesserungsmöglichkeiten zu identifizieren und die Ausbildung entsprechend anzupassen.

Letztendlich ist die Schulung neuer Teammitglieder ein kontinuierlicher Prozess, der nicht nur darauf abzielt, operative Spitzenleistungen zu erbringen, sondern auch den Teamgeist zu stärken und sicherzustellen, dass sich jedes Mitglied in seiner Rolle wertgeschätzt, kompetent und erfüllt fühlt.

An Konferenzen und Workshops teilnehmen.

Das Herzstück der Nuklearmedizin ist die Dynamik der ständigen Innovation. Technologische Fortschritte, wissenschaftliche Entdeckungen und neue Behandlungsprotokolle tauchen ständig auf. In diesem sich ständig wandelnden Umfeld ist die Teilnahme an Konferenzen und Workshops nicht nur eine Lernmöglichkeit, sondern auch eine Notwendigkeit für jeden Fachmann, der auf seinem Gebiet an der Spitze bleiben möchte.

1. Den Horizont erweitern: Nationale und internationale Konferenzen bieten einen Überblick über die jüngsten Entwicklungen in diesem Bereich. Der Austausch mit

Kollegen aus verschiedenen Bereichen ermöglicht es, die eigene Praxis zu vergleichen, neue Methoden anzunehmen und sich für manchmal radikal andere Ansätze zu öffnen.

2. **Sich technisch weiterentwickeln :** Die praktischen Workshops, die oft am Rande der Konferenzen stattfinden, sind eine gute Gelegenheit, sich mit den neuesten Technologien vertraut zu machen, neue Techniken zu erlernen oder unter Anleitung anerkannter Experten seine Fähigkeiten zu verfeinern.

3. **Stärken Sie Ihr berufliches Netzwerk:** Diese Veranstaltungen sind auch einzigartige Gelegenheiten zum Networking. Das Knüpfen von Kontakten zu Kollegen, Forschern, Industriellen oder anderen Fachleuten kann die Tür zu fruchtbaren Kooperationen, Karrieremöglichkeiten oder sogar dauerhaften Freundschaften öffnen.

4. **Zur Gemeinschaft beitragen:** Konferenzen und Workshops sind nicht nur Orte, an denen Informationen passiv empfangen werden. Sie sind auch eine Plattform, auf der man seine eigenen Entdeckungen, Rückmeldungen und Innovationen mit anderen teilen kann. Eine Studie vorzustellen, einen Workshop zu leiten oder einfach nur aktiv an den Diskussionen teilzunehmen, stärkt das Gefühl der Zugehörigkeit zu einer professionellen Gemeinschaft.

5. **Sich erholen und motivieren:** Über den rein beruflichen Aspekt hinaus sind solche Veranstaltungen oftmals Momente, in denen man neue Energie tanken kann. Sie bieten eine Pause vom Alltag, fördern die Motivation und entfachen die Leidenschaft für den Beruf.

6. **Ethik und Verantwortung:** Viele Konferenzen befassen sich auch mit den ethischen Herausforderungen, die mit der Nuklearmedizin verbunden sind. In einer Welt, in der sich die Technologie manchmal schneller entwickelt als die ethischen Überlegungen, ist es für Fachleute von entscheidender Bedeutung, die Auswirkungen ihres Handelns zu hinterfragen.

7. **Sich auf die Zukunft vorbereiten:** Schließlich hilft es, durch Konferenzen und Workshops auf dem Laufenden zu

bleiben, zukünftige Trends besser zu erkennen, sich auf künftige Herausforderungen vorzubereiten und die eigene Karriere fundiert auszurichten.

Die aktive Teilnahme an Konferenzen und Workshops ist eine vielschichtige Investition. Es ist ein Schritt, der den Fachmann in technischer, ethischer, menschlicher und strategischer Hinsicht bereichert und gleichzeitig zur weltweiten Verbreitung der Nuklearmedizin beiträgt.

Kapitel 17 :
DIE HERAUSFORDERUNGEN DER QUALITÄT UND AKKREDITIERUNG

Normen und Standards in der Nuklearmedizin.

Die Nuklearmedizin, die an der Schnittstelle zwischen Biologie, Physik und Medizintechnik angesiedelt ist, ist ein besonders komplexer und sensibler Bereich. Schon die kleinste Abweichung oder Ungenauigkeit kann schwerwiegende Folgen haben, sowohl für die Patienten als auch für die Angehörigen der Gesundheitsberufe. Sie sind das Fundament, auf dem das gesamte Fachgebiet ruht, und gewährleisten ein optimales Niveau an Pflege und Sicherheit.

1. Die Grundlagen der Standards: Diese Standards sind nicht aus dem Nichts entstanden. Sie sind das Ergebnis einer intensiven Zusammenarbeit zwischen Experten auf diesem Gebiet, Wissenschaftlern, Ärzten, Technikern und Berufsverbänden. Ihre Ausarbeitung stützt sich auf strenge wissenschaftliche Daten, Erfahrungsrückmeldungen und eine ständige Überwachung der Technologie.

2. Sicherheit geht vor: In der Nuklearmedizin werden radioaktive Substanzen und hochentwickelte Geräte verwendet. Normen regeln deren Einsatz streng und minimieren so die Expositionsrisiken für den Patienten und das medizinische Team. Dies gilt sowohl für die Zubereitung und Verabreichung von Radiopharmazeutika als auch für den Betrieb und die Wartung der Geräte.

3. Harmonisierte Protokolle : Die festgelegten Standards ermöglichen es, die Praktiken über verschiedene Institutionen und Länder hinweg zu harmonisieren. So erhält ein Patient die gleiche Behandlungsqualität, egal ob er sich in Paris, Tokio oder New York befindet. Diese Einheitlichkeit ist für die Vergleichbarkeit der Ergebnisse, die Ausbildung von Fachkräften und die klinische Forschung von entscheidender Bedeutung.

4. Qualitätssicherung: In die Standards sind auch Verfahren zur Qualitätssicherung integriert. Dies beinhaltet regelmäßige Kontrollen, Audits und Validierungen, um sicherzustellen, dass die angewandten Praktiken den festgelegten Standards entsprechen. Dies ist ein Vertrauensbeweis für die Patienten und ein kontinuierlicher Verbesserungsprozess für die Fachkräfte.

5. Anpassungsfähigkeit und Weiterentwicklung: Die Welt der Nuklearmedizin verändert sich schnell. Neue Entdeckungen, technologische Fortschritte, Erfahrungsberichte... all dies erfordert, dass die Normen und Standards regelmäßig überprüft und aktualisiert werden. Diese Anpassungsfähigkeit gewährleistet, dass die Disziplin weiterhin an der Spitze der Exzellenz steht.

6. Eine gemeinsame Verantwortung : Die Einhaltung der Standards geht alle an. Jede Fachkraft, ob Arzt, Krankenpfleger, Techniker oder Administrator, hat eine Rolle zu spielen, um sicherzustellen, dass die Standards eingehalten werden. Es handelt sich um eine kollektive Verantwortung, die für Seriosität und Engagement gegenüber den Patienten steht.

7. Sensibilisierung und Schulung: Die Übernahme der Standards erfordert eine ständige Sensibilisierung und Schulung der Teams. Kontinuierliche Fortbildungsveranstaltungen, praktische Workshops und Simulationen sind unerlässlich, um sicherzustellen, dass jeder die geltenden Protokolle beherrscht.

Normen und Standards in der Nuklearmedizin sind nicht einfach nur bürokratische Richtlinien. Sie spiegeln das tiefe Engagement einer ganzen Gemeinschaft für Spitzenleistungen, Sicherheit und das Wohlergehen der Patienten wider.

Vorbereitung auf Audits und Bewertungen.

Die Welt der Nuklearmedizin mit ihrer komplexen Mischung aus fortschrittlicher Technologie, radioaktiven Substanzen und menschlichen Interaktionen erfordert eine ständige Überwachung, um die Sicherheit und Qualität der Versorgung zu gewährleisten. Audits und Evaluierungen sind wesentliche Instrumente, um dieses Ziel zu erreichen. Eine gründliche Vorbereitung ist daher entscheidend, um diese Prüfungen zu bestehen und eine Arbeitsumgebung zu gewährleisten, die den festgelegten Standards entspricht.

1. Die Ziele der Prüfung verstehen: Zunächst einmal ist es wichtig, den Grund für die Prüfung zu verstehen. Handelt es sich um eine interne Prüfung oder wird sie von einer externen Stelle in Auftrag gegeben? Geht es um die Sicherheit, die Qualität der Pflege, die Einhaltung von Vorschriften oder eine Kombination dieser Aspekte? Wenn Sie die Ziele kennen, können Sie die Vorbereitungen effektiv darauf ausrichten.
2. Zusammenstellung eines **engagierten Teams:** Die Zusammenstellung eines interdisziplinären Teams, das Vertreter aller relevanten Bereiche (Ärzte, Krankenpfleger, Techniker, Administratoren) umfasst, erleichtert die Koordination der Bemühungen und stellt sicher, dass alle Aspekte der Praxis überprüft werden.
3. Dokumentenprüfung: Stellen Sie sicher, dass alle Protokolle, Handbücher, Aufzeichnungen und Patientenakten auf dem neuesten Stand und leicht zugänglich sind. Die Dokumente müssen die tägliche Realität der Operationen widerspiegeln und den geltenden Standards entsprechen.
4. Simulationen und praktische Übungen: Die Durchführung von simulierten Audits kann dem Team helfen, Risikobereiche zu identifizieren und sich an den

Bewertungsprozess zu gewöhnen. Dies kann auch das Vertrauen stärken und die Angst vor der tatsächlichen Prüfung verringern.

5. Schulung und Sensibilisierung der Mitarbeiter: Jedes Teammitglied muss sich seiner Verantwortung und der einzuhaltenden Verfahren bewusst sein. Durch regelmäßige Schulungen und Erinnerungen wird sichergestellt, dass alle die Vorschriften einhalten und vorbereitet sind.

6. Analyse früherer Vorfälle : Frühere Vorfälle, ob klein oder groß, können wertvolle Erkenntnisse liefern. Sie sollten gründlich analysiert werden, um ein erneutes Auftreten zu vermeiden und die Fähigkeit zur kontinuierlichen Verbesserung zu demonstrieren.

7. Bereiten Sie die Geräte vor : Alle Geräte, ob Gamma-Kameras, PET oder andere Maschinen, müssen in einwandfreiem Betriebszustand sein, richtig kalibriert und gewartet werden.

8. Offene Kommunikation: Die Förderung einer offenen Kommunikationskultur innerhalb des Teams ist von entscheidender Bedeutung. Jeder sollte sich frei fühlen, seine Bedenken, Vorschläge oder Fragen zu äußern.

9. Feedback nach dem Audit: Nach Abschluss des **Audits** ist es äußerst wichtig, das Team zusammenzubringen, um die Ergebnisse, Stärken und verbesserungsbedürftigen Bereiche zu besprechen. Dieser Schritt ist entscheidend für die positive Entwicklung des Dienstes.

10. Aktionsplan: Erstellen Sie auf der Grundlage der Beobachtungen und Empfehlungen aus der Prüfung einen klaren Aktionsplan mit genauen Fristen, um die festgestellten Mängel zu beheben.

Die Vorbereitung auf Audits und Evaluierungen in der Nuklearmedizin ist ein kontinuierlicher Prozess, der eine ständige Beteiligung und Wachsamkeit erfordert. Dies ist der Preis, den Sie zahlen müssen, um eine optimierte, sichere und den anspruchsvollsten Standards entsprechende Praxis zu gewährleisten.

Initiativen zur kontinuierlichen Verbesserung.

In der Welt des Gesundheitswesens war das Sprichwort "Die einzige Konstante ist der Wandel" noch nie so wahr wie heute. In der Nuklearmedizin, wo sich Technologie, Vorschriften und Patientenbedürfnisse ständig ändern, ist das Streben nach Spitzenleistungen eine nie endende Reise. Einen Ansatz der kontinuierlichen Verbesserung zu verfolgen, ist nicht nur wünschenswert, sondern unerlässlich. Dies bedeutet, dass die gängigen Praktiken stets hinterfragt, bewertet und optimiert werden müssen, um eine möglichst hochwertige Versorgung zu bieten.

1. Kultivierung einer Kultur der Verbesserung: Der erste Schritt zum Erfolg ist die Vermittlung einer Mentalität, in der die kontinuierliche Verbesserung geschätzt und gefördert wird. Es geht darum, eine Kultur zu fördern, in der das Hinterfragen nicht als Kritik, sondern als Chance für Wachstum gesehen wird.
2. Erfahrungsaustausch: Die Einrichtung von Erfahrungsaustauschsystemen, in denen sowohl kleinere als auch größere Vorfälle analysiert werden, um daraus zu lernen, ist von grundlegender Bedeutung. Diese Lehren ermöglichen es, die Protokolle anzupassen und die Wiederholung derselben Fehler zu vermeiden.
3. Regelmäßige Schulungen: Die Nuklearmedizin ist ein Bereich, in dem es häufig zu Innovationen kommt. Die Sicherstellung einer regelmäßigen Schulung des Personals ist entscheidend, um auf dem neuesten Stand zu bleiben und eine optimale Patientenversorgung zu gewährleisten.
4. Prozessbewertung: Eine regelmäßige Überprüfung der bestehenden Prozesse, von den Untersuchungsprotokollen

bis hin zu den Kommunikationsmethoden, hilft dabei, Optimierungsbereiche zu identifizieren. Methoden wie "Lean Healthcare" können übernommen werden, um Abläufe zu rationalisieren und die Effizienz zu steigern.

5. Interdisziplinäre Zusammenarbeit: Verbesserung findet nicht in einem Silo statt. Die Zusammenarbeit mit anderen Disziplinen, sei es Radiologie, Onkologie oder Chirurgie, bietet eine erweiterte Perspektive und ermöglicht es, vom kollektiven Fachwissen zu profitieren.

6. Feedback von Patienten : Wer könnte besser wertvolle Informationen über die Qualität der Pflege liefern als Patienten? Ihr Feedback, ob positiv oder negativ, ist eine unschätzbare Informationsquelle, um die Patientenerfahrung zu verbessern.

7. Einsatz von **Technologie:** Die Einführung neuer technologischer Hilfsmittel, seien es fortschrittliche Bildgebungsgeräte oder Informationssysteme, kann die Genauigkeit von Diagnosen und die Wirksamkeit von Behandlungen erheblich verbessern.

8. Audit und Zertifizierung: Wenn der Dienst regelmäßig externen Audits oder Zertifizierungen unterzogen wird, kann dies eine objektive Bewertung der derzeitigen Praktiken bieten und Verbesserungsmöglichkeiten vorschlagen.

9. Wissenschaftliche Beobachtung: Sich über die neuesten Forschungen, Studien und Veröffentlichungen in diesem Bereich auf dem Laufenden zu halten, gewährleistet eine Praxis, die auf den neuesten Erkenntnissen beruht.

10. Pilotprojekte : Das Testen neuer Methoden oder Ansätze in kleinem Maßstab ermöglicht es, ihre Wirksamkeit zu beurteilen, bevor sie in größerem Umfang eingesetzt werden.

Die kontinuierliche Verbesserung in der Nuklearmedizin ist ein proaktiver, dynamischer und kollaborativer Prozess. Sie zielt darauf ab, die Grenzen der Exzellenz immer weiter hinauszuschieben, um eine möglichst hochwertige Versorgung zu gewährleisten, bei der sowohl die Patienten als auch die Fachkräfte respektiert werden.

Kapitel 18 :
DER KRANKENPFLEGER UND
DIE INTERNATIONALE USAMMENARBEIT

Austausch und Zusammenarbeit
mit ausländischen Zentren.

Im Zeitalter der Globalisierung spielen die Zusammenarbeit und der Austausch mit ausländischen Zentren eine entscheidende Rolle für die Entwicklung und den Fortschritt der Nuklearmedizin. Mehr als je zuvor überschreiten Wissen und Fähigkeiten Grenzen und bereichern die medizinische Praxis auf der ganzen Welt. Internationale Kooperationen eröffnen neue Perspektiven, ebnen den Weg für Innovationen und steigern die Qualität der Patientenversorgung.

1. Die Vorteile der Vielfalt: Die Zusammenarbeit mit ausländischen Zentren bietet eine einzigartige Gelegenheit, verschiedene Arbeitsmethoden, unterschiedliche klinische Ansätze und innovative Technologien kennenzulernen. Jedes Land und jede Kultur hat ihre eigenen Besonderheiten, die das Gesamtverständnis des Fachgebiets bereichern können.

2. Wissensaustausch: Internationale Konferenzen, Workshops und Seminare sind wertvolle Plattformen für den Austausch von Fachwissen, die Diskussion komplexer Fälle und die Verbreitung neuer Techniken oder Entdeckungen.

3. Austauschprogramme: Diese Initiativen ermöglichen es Fachkräften - Ärzten, Technikern und Krankenpflegern -, eine gewisse Zeit in einem ausländischen Zentrum zu verbringen, um ihre Fähigkeiten zu vertiefen, ihr Wissen auszutauschen und neue Methoden zu erlernen.

4. Gemeinsame Forschung : Die internationale Zusammenarbeit erleichtert die Durchführung gemeinsamer Forschungsprojekte, bei denen die Ressourcen und das Fachwissen mehrerer Institutionen genutzt werden, um komplexe Probleme anzugehen.

5. Standardisierung und Harmonisierung: Die enge Zusammenarbeit mit internationalen Zentren ermöglicht die Harmonisierung der Praktiken und die Hinwendung zu einer Standardisierung der Protokolle, wodurch eine optimale Qualität und Sicherheit für die Patienten gewährleistet wird, unabhängig davon, wo auf der Welt sie sich befinden.

6. Technologische Entwicklung: Die Innovation in der Nuklearmedizin ist ständig in Bewegung. Die Zusammenarbeit mit führenden Zentren im Ausland kann die Einführung neuer Technologien beschleunigen und so den Patienten eine hochmoderne Versorgung bieten.

7. Bildung und Ausbildung: Internationale Kooperationen fördern gemeinsame Ausbildungsprogramme, Praktika und Wohnsitze im Ausland, die wertvolle Erfahrungen für zukünftige Fachkräfte in diesem Bereich bieten.

8. Krisenmanagement: In Ausnahmesituationen wie Isotopenknappheit oder globalen Ereignissen, die die Nuklearmedizin betreffen, kann eine starke Zusammenarbeit zwischen ausländischen Zentren die Suche nach Lösungen und die gemeinsame Nutzung von Ressourcen erleichtern.

9. Ethik und Regulierung: Der Austausch mit internationalen Zentren hilft dabei, ethische und regulatorische Ansätze gegenüberzustellen und zu harmonisieren, wodurch ein besserer Schutz der Patienten und eine Praxis gewährleistet wird, die den globalen Standards entspricht.

10. Stärkung der diplomatischen Beziehungen: Über die medizinischen und wissenschaftlichen Vorteile hinaus kann die Zusammenarbeit in der Nuklearmedizin die diplomatischen Beziehungen zwischen Ländern stärken, indem sie ein Klima des Vertrauens und der Zusammenarbeit fördert.

Austausch und Zusammenarbeit mit ausländischen Zentren im Bereich der Nuklearmedizin sind eine wertvolle Gelegenheit. Sie ermöglichen es, Wissen zu erweitern, Praktiken zu verbessern und Patienten auf der ganzen Welt eine möglichst hochwertige Versorgung zu bieten. In einer vernetzten Welt ist Zusammenarbeit der Schlüssel zum Fortschritt.

Verständnis der verschiedenen Ansätze der Nuklearmedizin auf der ganzen Welt.

Obwohl die Nuklearmedizin auf universellen wissenschaftlichen Grundsätzen beruht, hat sie sich in den verschiedenen Regionen der Welt unterschiedlich angepasst und weiterentwickelt. Beeinflusst durch Faktoren wie den Zugang zu Technologien, spezifische Gesundheitsbedürfnisse, medizinische Traditionen, Wirtschaft und Regulierung, bietet jede Region eine einzigartige Perspektive auf die Anwendung und Entwicklung dieses medizinischen Fachgebiets.

1. Der Westen : Pioniere und Innovatoren

Nordamerika und Europa haben bei der Entwicklung und Anwendung der Nuklearmedizin Pionierarbeit geleistet. Mit hohen Investitionen in Forschung und Entwicklung haben diese Regionen viele der heute verwendeten standardisierten Technologien und Protokolle eingeführt.
Herausforderungen wie die alternde Bevölkerung haben zu einer Zunahme von Herz- und neurologischen Erkrankungen geführt, wodurch die Nuklearmedizin zu einem entscheidenden Werkzeug für die Diagnose und Überwachung geworden ist.

2. Asien: Rasantes Wachstum und innovative Ansätze
   Länder wie Japan, Südkorea und China haben die Nuklearmedizin schnell übernommen und angepasst, wobei sie manchmal ihre eigenen Technologien und Methoden entwickelten.
   Medizinische Traditionen wie die traditionelle chinesische Medizin können den diagnostischen und therapeutischen Ansatz beeinflussen.
3. Afrika: Potenzial und Herausforderungen
   Zwar ist der Zugang zur Nuklearmedizin in vielen Teilen Afrikas nach wie vor begrenzt, doch gibt es Initiativen zur Ausweitung dieses Fachgebiets.
   Endemische Krankheiten wie Malaria könnten durch die Nuklearmedizin von neuen diagnostischen Ansätzen profitieren.
4. Lateinamerika: Tradition und Technologie ausbalancieren
   Mit einer zunehmenden Akzeptanz der Nuklearmedizin spielen Länder wie Brasilien und Argentinien eine führende Rolle in der Region.
   Spezielle Gesundheitsbedürfnisse, wie z. B. Tropenkrankheiten, beeinflussen die Anwendungen der Nuklearmedizin.
5. Naher Osten: Eine Schnittmenge aus Tradition und Moderne
   Der an Ölvorkommen reiche Nahe Osten investiert zunehmend in hochmoderne medizinische Versorgung, darunter auch in die Nuklearmedizin.
   Die Verbindung von traditionellen medizinischen Praktiken mit modernen Technologien bietet eine einzigartige Perspektive.
6. Ozeanien: Zugang und geografische Besonderheiten
   Die großen Entfernungen in Australien und Neuseeland stellen eine Herausforderung für den Zugang zu medizinischer Versorgung dar.
   Die Nuklearmedizin spielt eine Schlüsselrolle bei der Ferndiagnose und der Telemedizin.

Die Nuklearmedizin hat sich durch ihre Verankerung in verschiedenen kulturellen, wirtschaftlichen und gesundheitlichen Kontexten weltweit auf vielfältige Weise weiterentwickelt. Diese unterschiedlichen Ansätze zu verstehen, bereichert nicht nur die globale Perspektive des Fachgebiets, sondern ebnet auch den Weg für Innovationen und internationale Zusammenarbeit, die für alle Beteiligten von Vorteil sind.

Austauschprogramme und Ausbildung im Ausland.

Im sich ständig weiterentwickelnden Bereich der Nuklearmedizin bietet die Globalisierung unschätzbare Möglichkeiten für Angehörige der Gesundheitsberufe, sich weiterzubilden, Wissen auszutauschen und über Grenzen hinweg zusammenzuarbeiten. Austausch- und Fortbildungsprogramme im Ausland spielen eine wesentliche Rolle in diesem dynamischen Austausch und tragen dazu bei, die Disziplin weltweit voranzubringen.

1. Die Bedeutung des internationalen Handels
   - Sie bieten eine Exposition gegenüber neuen Methoden, Technologien und Ansätzen in der Nuklearmedizin.
   - Sie ermöglichen ein besseres Verständnis der Herausforderungen und Lösungen, die von anderen Kulturen und Gesundheitssystemen übernommen wurden.
2. Die verfügbaren Programmtypen
   - **Klinische Praktika:** Krankenpfleger und Ärzte können Zeit in ausländischen Krankenhäusern verbringen und direkt von ihren internationalen Kollegen lernen.

144

Akademische Ausbildungen: Diese Programme sind oft mit akademischen Einrichtungen verbunden und führen zu Abschlüssen oder Zertifizierungen.

Workshops und Seminare: Sie sind um spezifische Themen herum organisiert und ermöglichen eine intensive Ausbildung in kurzer Zeit.

3. Vorteile für den Berufstätigen

Kompetenzerweiterung: Erlernen von Techniken und Protokollen, die sich von denen im Heimatland unterscheiden können.

Networking: Aufbau dauerhafter Beziehungen zu Fachleuten aus der ganzen Welt.

Kulturelle Perspektive: Verstehen, wie kulturelle Unterschiede den Pflegeansatz beeinflussen können.

4. Herausforderungen und wie man sie bewältigt

Sprachbarrieren: Es ist unerlässlich, die Sprache des Gastlandes zu beherrschen oder eine Ausbildung in einer gemeinsamen Sprache zu absolvieren.

Regulatorische Unterschiede: Standards und Regulierungen können von Land zu Land unterschiedlich sein. Es ist entscheidend, sich vor Beginn eines Programms zu informieren.

5. Die Rolle internationaler Organisationen

Einrichtungen wie die Internationale Atomenergie-Organisation (IAEO) oder die Europäische Gesellschaft für Nuklearmedizin (EANM) bieten Programme, Ressourcen und Zuschüsse an, um den internationalen Austausch zu fördern.

6. Wie man die Erfahrung maximiert

Vorbereitung: Informieren Sie sich gut über das Land, die Kultur und die medizinischen Besonderheiten der Region.

Aktives Engagement: Nehmen Sie aktiv an Schulungen teil, stellen Sie Fragen und interagieren Sie mit den Kollegen vor Ort.

Austausch nach der Rückkehr : Das erworbene Wissen an Kollegen im Heimatland weitergeben.

Austausch- und Fortbildungsprogramme im Ausland sind eine einzigartige Gelegenheit für Fachkräfte der Nuklearmedizin, sich sowohl beruflich als auch persönlich weiterzuentwickeln. In einer zunehmend vernetzten Welt fördert dieser Austausch Innovation, Zusammenarbeit und den Fortschritt in der Nuklearmedizin zum Nutzen aller.

Kapitel 19 :
RECHTLICHE ASPEKTE
UND SPEZIFISCHE ETHISCHE
ZUR NUKLEARMEDIZIN

Gesetzliche Verantwortlichkeiten des Krankenpflegers.

Die Nuklearmedizin als medizinische Disziplin, bei der radioaktive Substanzen zur Diagnose, Behandlung und Erforschung von Krankheiten eingesetzt werden, stellt einzigartige ethische und rechtliche Herausforderungen dar. Für den Krankenpfleger, der in diesem Bereich arbeitet, ist das Verständnis der rechtlichen und ethischen Implikationen von entscheidender Bedeutung.

1. Verabreichung von Radiopharmazeutika

Die Verabreichung von radioaktiven Substanzen erfordert nicht nur eine spezielle Ausbildung, sondern auch ein umfassendes Verständnis der damit verbundenen Risiken. Der Krankenpfleger ist gesetzlich verpflichtet, die richtige Dosis zu verabreichen, Nebenwirkungen zu überwachen und alle Vorfälle zu dokumentieren.

2. Radiologischer Schutz

Der Strahlenschutz ist von größter Bedeutung. Der Krankenpfleger hat die gesetzliche Verantwortung, den Patienten, sich selbst und das medizinische Team vor übermäßiger Strahlung zu schützen. Dies setzt Kenntnisse über Abschirmungstechniken, die sichere Lagerung radioaktiver Stoffe und die Überwachung der Strahlenbelastung voraus.

3. Informierte Zustimmung

Vor jedem nuklearmedizinischen Verfahren muss der Patient vollständig über die Risiken und Vorteile aufgeklärt werden. Der Krankenpfleger spielt in diesem Prozess eine

Schlüsselrolle und stellt sicher, dass der Patient versteht und seine Zustimmung nach Aufklärung erteilt.

4. Vertraulichkeit

Wie in allen medizinischen Bereichen unterliegt auch der Krankenpfleger für Nuklearmedizin der Schweigepflicht. Aufgrund der sensiblen Natur der Untersuchungen und Behandlungen muss dem Schutz der Patienteninformationen jedoch besondere Aufmerksamkeit geschenkt werden.

5. Ethische Forschung

Auch die Nuklearmedizin ist ein sich schnell entwickelnder Forschungsbereich. Wenn Krankenpfleger an klinischen Studien teilnehmen, müssen sie sich der ethischen Standards bewusst sein, insbesondere in Bezug auf die Einwilligung der Teilnehmer und die vollständige Offenlegung der Risiken.

6. Kontinuierliche Weiterbildung

Die Technologie und die Techniken in der Nuklearmedizin entwickeln sich rasch weiter. Der Krankenpfleger ist gesetzlich verpflichtet, seine Fähigkeiten auf dem neuesten Stand zu halten, um die Sicherheit und Wirksamkeit der Pflege zu gewährleisten.

7. Umgang mit radioaktiven Abfällen

Die gesetzliche Verantwortung des Krankenpflegers endet nicht mit der Verabreichung der Behandlung. Er muss sich auch der Verfahren zur Entsorgung von radioaktiven Abfällen und Materialien bewusst sein, um die Sicherheit aller zu gewährleisten.

8. Interdisziplinäre Zusammenarbeit

Da Krankenpfleger eng mit Nuklearmedizinern, Technologen und anderen Fachkräften des Gesundheitswesens zusammenarbeiten, müssen sie die Grenzen ihrer Kompetenzen kennen und wissen, wann sie einen Patienten konsultieren oder an einen Spezialisten überweisen müssen.

Die Nuklearmedizin bietet zwar spannende Möglichkeiten für Pflege und Forschung, stellt aber auch einzigartige rechtliche und ethische Herausforderungen. Der Krankenpfleger als wichtiges Mitglied des Pflegeteams muss sich sorgfältig und kompetent durch diese komplexe Landschaft navigieren, um die Sicherheit und das Wohlergehen der Patienten zu gewährleisten.

Häufige ethische Dilemmata.

Die Nuklearmedizin ist, wie alle medizinischen Disziplinen, mit ethischen Dilemmas konfrontiert. Obwohl dieses Fachgebiet unbestreitbare Vorteile bei Diagnose und Behandlung bietet, wirft es aufgrund der Verwendung von Strahlung und radioaktiven Stoffen auch besondere Bedenken auf. Hier einige häufig auftretende ethische Dilemmasituationen:

1. Risiko vs. Nutzen
Das Herzstück der Medizin ist das Prinzip "keinen Schaden anrichten". Aber wenn es um den Einsatz von Strahlung geht, wie kann man den potenziellen Nutzen einer genauen Diagnose oder einer wirksamen Behandlung gegen das potenzielle Risiko abwägen, das mit der Strahlenexposition verbunden ist?

2. Informierte Zustimmung
Auch wenn Patienten über die Risiken und Vorteile aufgeklärt werden, verstehen sie wirklich die Art und den Umfang der Verfahren? Es ist eine ständige Herausforderung, sicherzustellen, dass der Patient nicht nur eingewilligt hat, sondern auch vollständig versteht.

3. Verwendung in der Forschung
Die Nuklearmedizin ist eine sich schnell entwickelnde Disziplin mit neuen Entdeckungen. Die Verwendung einer neuen und unerprobten Technologie oder Technik wirft

jedoch ethische Fragen auf, insbesondere wenn man die Auswirkungen auf den Patienten betrachtet.

4. Gerechter Zugang zur Gesundheitsversorgung

Wie kann angesichts begrenzter Ressourcen, einschließlich seltener Isotope, ein gerechter Zugang zu Behandlungen und Diagnosen gewährleistet werden? Wer sollte Vorrang haben und auf welcher Grundlage?

5. Schutz der Privatsphäre

Die von der Nuklearmedizin erzeugten Bilder können Informationen über andere Aspekte der Gesundheit des Patienten offenbaren. Inwieweit sollten diese Zufallsbefunde mit dem Patienten oder anderen Gesundheitsfachkräften geteilt werden?

6. Umgang mit radioaktiven Abfällen

Die ethische Verantwortung endet nicht mit der Verwaltung der Behandlung. Wie kann man die anfallenden Abfälle ethisch korrekt und sicher entsorgen und dabei die Umwelt und künftige Generationen berücksichtigen?

7. Ausbildung und Kompetenz

Fachkräfte müssen für die Anwendung nuklearmedizinischer Technologien angemessen geschult werden. Wie kann man jedoch angesichts der sich schnell verändernden Technologie sicherstellen, dass die Fachkräfte kompetent und auf dem neuesten Stand bleiben?

8. Transparenz im Falle eines Fehlers

Wenn ein Fehler auftritt, z. B. eine falsche Dosis verabreicht wird, wie sollte dies dem Patienten mitgeteilt werden? Welche ethische Verantwortung trägt der Patient in solchen Fällen?

9. Interprofessionelle Zusammenarbeit

Die Zusammenarbeit zwischen verschiedenen medizinischen Fachrichtungen ist entscheidend, um die bestmögliche Versorgung des Patienten zu gewährleisten. Dies kann jedoch auch zu Spannungen oder Interessenkonflikten führen. Wie wird mit solchen Situationen ethisch umgegangen?

Jedes ethische Dilemma in der Nuklearmedizin erfordert eine gründliche Überlegung, wobei das Interesse des Patienten an erster Stelle steht und die längerfristigen Auswirkungen auf Gesellschaft und Umwelt abgewogen werden müssen. Der Schlüssel dazu liegt in einer soliden ethischen Ausbildung, einer transparenten Kommunikation und einer ständigen Aktualisierung von Wissen und Fähigkeiten.

Wichtige Gerichtsfälle die die Praxis beeinflusst haben.

Da die Nuklearmedizin ein Fachgebiet auf dem neuesten Stand der Medizintechnik ist, ist sie nicht frei von Kontroversen und Rechtsstreitigkeiten. Während es in einigen Ländern spezifische Fälle geben mag, die ihre Gesetzgebung oder Richtlinien beeinflusst haben, sind hier einige allgemeine Themen von Gerichtsfällen aufgeführt, die sich auf die Praxis auswirken könnten :

Versehentliche Strahlenbelastung: In diesen Fällen geht es um Patienten, die bei einer Diagnose oder Behandlung versehentlich eine zu hohe Strahlendosis erhalten haben. Die gesundheitlichen Auswirkungen solcher Fehler können schwerwiegend sein, und diese Fälle haben zu hohen Schadensersatzforderungen geführt, wodurch medizinische Einrichtungen gezwungen sind, ihre Sicherheitsprotokolle zu verschärfen.

Nichtoffenbarung von Risiken: Dies kann Situationen betreffen, in denen der Patient nicht ausreichend über die potenziellen Risiken einer nuklearmedizinischen Behandlung oder Diagnose aufgeklärt wurde, was zu Behauptungen führt, dass keine informierte Zustimmung eingeholt wurde.

Diagnosefehler: Wie in anderen medizinischen Fachgebieten können Diagnosefehler in der Nuklearmedizin schwerwiegende Auswirkungen auf die Gesundheit des Patienten haben. Solche Fälle können zu Vorwürfen der medizinischen Fahrlässigkeit führen.

Umgang mit radioaktiven Abfällen : Medizinische Einrichtungen können für den unsachgemäßen Umgang mit radioaktiven Abfällen belangt werden, insbesondere wenn dies zu einer Kontamination der Umwelt oder einer Exposition der Beschäftigten führt.

Exposition von Arbeitnehmern: Gesundheitsfachkräfte, die im Bereich der Nuklearmedizin arbeiten, sind einem Strahlenrisiko ausgesetzt. Wenn Sicherheitsprotokolle nicht ordnungsgemäß befolgt werden, kann dies zu unnötigen Expositionen führen, die strafrechtlich verfolgt werden.

Sicherheitsvorfälle mit Geräten : Ausfälle oder Fehler bei der Kalibrierung von Geräten können dazu führen, dass Patienten oder Arbeiter einer unangemessenen Strahlenbelastung ausgesetzt werden, was zu Rechtsstreitigkeiten führen kann.

Datenschutzfragen: Wie bei allen medizinischen Fachgebieten ist die unbefugte Weitergabe von Patientendaten eine Hauptquelle für Rechtsstreitigkeiten.

Unerprobte technologische Innovationen : Die Einführung neuer Technologien oder Behandlungen in der Nuklearmedizin ohne entsprechende Tests kann zu Komplikationen für die Patienten führen, mit rechtlichen Folgen für die Behandler und Krankenhäuser.

Diese Fälle haben dazu beigetragen, die Gesetzgebung, die Richtlinien und die besten Praktiken in der Nuklearmedizin zu prägen, wobei der Schwerpunkt auf der

Patientensicherheit, der angemessenen Ausbildung der Fachkräfte und der Einführung strenger Protokolle zur Risikominimierung liegt.

Kapitel 20 :
ÖKOLOGISCHE PERSPEKTIVEN
UND NACHHALTIGKEIT

Verantwortliche Verwaltung
radiologischem Abfall.

Die Entsorgung radiologischer Abfälle ist ein wesentlicher Bestandteil der Nuklearmedizin. Sie trägt dazu bei, die Sicherheit der Patienten, des Gesundheitspersonals und der Umwelt zu gewährleisten. Hier finden Sie einen detaillierten Überblick über diese entscheidende Problematik.

Die Nuklearmedizin mit ihrer Verwendung von Radiopharmazeutika verursacht radioaktiven Abfall. Dieser Abfall kann von den Produkten stammen, die den Patienten injiziert werden, aber auch von den Materialien, die zur Vorbereitung und Verabreichung dieser Produkte verwendet werden, wie z. B. Spritzen, Handschuhe und Schutzkleidung. Ein verantwortungsbewusster Umgang ist von größter Bedeutung, um eine optimale Sicherheit zu gewährleisten.

Einstufung des Abfalls
Radiologische Abfälle werden nach ihrer Art und ihrer radioaktiven Lebensdauer klassifiziert. Dazu gehören insbesondere :
- Kurzlebige Abfälle, die ihre Radioaktivität schnell verlieren.
- Langlebige Abfälle, die für lange Zeiträume radioaktiv bleiben.

Lagerung und Entsorgung

Lagerung vor Ort: Kurzlebige Abfälle können oft auf dem Gelände des Krankenhauses oder der Klinik gelagert werden, bis sie ihre Radioaktivität verloren haben. Dazu sind spezielle Einrichtungen mit dicken Wänden erforderlich, um ein Entweichen der Strahlung zu verhindern.

Externe Entsorgung : Langlebige Abfälle hingegen müssen von spezialisierten Einrichtungen behandelt werden, die sie für die Dauer ihres radioaktiven Zerfalls sicher lagern können.

Reduzierung von Abfall

Optimierung der Verfahren: Durch die Verwendung der minimal erforderlichen Mengen an radioaktiven Materialien und die Optimierung der Protokolle kann die Menge des anfallenden Abfalls reduziert werden.

Recycling: Einige Elemente, wie z. B. das zum Schutz verwendete Blei, können nach einer bestimmten Lagerzeit recycelt werden.

Bildung und Sensibilisierung

Alle in der Nuklearmedizin tätigen Mitarbeiter müssen in den bewährten Verfahren zur Entsorgung radiologischer Abfälle geschult werden. Dies gewährleistet nicht nur ihre eigene Sicherheit, sondern auch die ihrer Kollegen, der Patienten und der Umwelt.

Sicherheitsmaßnahmen

Es müssen strenge Sicherheitsvorkehrungen getroffen werden, um Unfälle zu vermeiden. Dazu gehören die Verwendung geeigneter Behälter, das Tragen persönlicher Schutzausrüstung, die regelmäßige Überwachung der Strahlungswerte und die Einführung klarer Protokolle für den Fall eines Zwischenfalls.

<u>Verantwortung für die Umwelt</u>
Über die bloße Einhaltung von Vorschriften hinaus spiegelt der verantwortungsvolle Umgang mit radiologischen Abfällen das Engagement einer medizinischen Einrichtung für den Umweltschutz und die öffentliche Sicherheit wider.

Die Entsorgung radiologischer Abfälle in der Nuklearmedizin ist eine komplexe Aufgabe, die eine sorgfältige Planung, eine gründliche Ausbildung und eine ständige Überwachung erfordert. Sie ist ein grundlegender Teil der Berufsethik in der Nuklearmedizin und zeugt von der ständigen Verpflichtung der Angehörigen der Gesundheitsberufe, das Wohlergehen aller zu gewährleisten.

Reduzierung des CO2-Fußabdrucks des Dienstes.

Die Nuklearmedizin konzentriert sich zwar auf die medizinische Diagnose und Behandlung, ist aber nicht frei von der zeitgenössischen Umweltverantwortung. In der heutigen Zeit, in der das Bewusstsein für Klimafragen wächst, ist es für jede medizinische Abteilung von entscheidender Bedeutung, einen umweltbewussten Ansatz zu verfolgen. Im Folgenden finden Sie einige Methoden, um den CO2-Fußabdruck einer nuklearmedizinischen Abteilung zu reduzieren.

Die Reduzierung des CO2-Fußabdrucks beginnt mit einem Verständnis des gesamten Lebenszyklus medizinischer Verfahren, von den verwendeten Geräten bis hin zu den anfallenden Abfällen.
Ausrüstung und Verbrauchsmaterial
- **Energieeffiziente Geräte**: Moderne Hersteller von medizinischen Geräten wie Gammakameras und PET-Scannern entwickeln energieeffizientere Maschinen.

Die Entscheidung für diese Geräte kann den Energieverbrauch deutlich senken.

Recycling und Wiederverwendung: Anstatt Verbrauchsmaterialien nach einer Verwendung routinemäßig zu entsorgen, sollten Sie Recycling- oder Sterilisationsoptionen für eine Wiederverwendung in Betracht ziehen, wenn dies möglich und sicher ist.

Abfallwirtschaft

Abfallminimierung: Eine gründliche Schulung des Personals kann dazu beitragen, unnötigen Abfall zu reduzieren, indem die Verschwendung von Materialien vermieden wird.

Recycling von nicht radioaktivem Abfall : Stellen Sie sicher, dass Abfälle, die nicht mit Radiopharmazeutika kontaminiert sind, ordnungsgemäß sortiert und recycelt werden.

Gebäude und Infrastruktur

Energieeffizientes Design: Gebäude können so gestaltet oder renoviert werden, dass die Energieeffizienz maximiert wird, z. B. durch den Einsatz von LED-Beleuchtung, bessere Isolierung und effiziente Heiz-/Kühlsysteme.

Erneuerbare Energien: Ziehen Sie die Installation von Sonnenkollektoren oder anderen erneuerbaren Energiequellen in Betracht, um den Dienst zu versorgen.

Mobilität und Logistik

Transport von Radiopharmazeutika: Optimieren Sie die Logistik, um unnötige Fahrten zu reduzieren, und ziehen Sie die Zusammenlegung von Lieferungen in Betracht.

Mobilität der Mitarbeiter: Fördern Sie umweltfreundliche Verkehrsmittel unter den Mitarbeitern, z. B. Fahrgemeinschaften, Fahrräder oder öffentliche Verkehrsmittel.

Sensibilisierung und Bildung

Umwelterziehung: Bieten Sie regelmäßige Schulungen für die Mitarbeiter an, in denen sie über die Bedeutung der Reduzierung des CO_2-Fußabdrucks und die besten Praktiken informiert werden.

Austausch von Initiativen: Fördern Sie den Austausch von umweltfreundlichen Ideen und Initiativen innerhalb der Abteilung, um kontinuierlich energieeffiziente Praktiken zu innovieren.

Durch die Integration dieser Methoden und eine proaktive Denkweise können nuklearmedizinische Abteilungen eine bedeutende Rolle im Kampf gegen den Klimawandel spielen und gleichzeitig ihren Patienten eine qualitativ hochwertige Versorgung bieten.

Förderung eines Ansatzes umweltbewusstes Handeln innerhalb des Teams.

In einer Welt, die sich zunehmend der Umweltprobleme bewusst wird, ist die Förderung eines ökologisch verantwortungsbewussten Ansatzes in einem medizinischen Umfeld wie der Nuklearmedizin nicht nur eine Notwendigkeit, sondern auch eine Verantwortung. Hier erfahren Sie, wie Sie eine umweltbewusste Kultur im Team der Nuklearmedizin einführen können.

Jedes Teammitglied, ob Arzt, Krankenpfleger, Techniker oder Verwaltungsangestellter, hat eine Rolle bei der Umsetzung eines umweltbewussten Ansatzes zu spielen.

1. Sensibilisierung und Ausbildung

Ökoverantwortliche Workshops: Organisieren Sie interne Seminare oder Schulungen zu umweltfreundlichen Best Practices, die speziell für die Nuklearmedizin gelten.

Regelmäßige Aktualisierungen: Stellen Sie regelmäßig Informationen über die Umweltauswirkungen gängiger Praktiken und die verfügbaren Alternativen bereit.

2. Aufstellung klarer Richtlinien

Interne Richtlinien: Entwickeln Sie interne Richtlinien, die umweltbewusste Praktiken fördern, wie z. B. die Senkung des Energieverbrauchs oder die Minimierung von Abfall.

Umweltfreundliche Checklisten: Erstellen Sie Checklisten für gängige Verfahren, in denen Sie die Schritte hervorheben, die umweltfreundlicher durchgeführt werden können.

3. Anreize für Innovationen

Vorschläge von Mitarbeitern: Ermutigen Sie die Mitarbeiter, Ideen vorzuschlagen, wie der Dienst umweltfreundlicher gestaltet werden kann, und erkennen Sie sinnvolle Beiträge an.

Steuerung von grünen Projekten: **Führen Sie** Pilotprojekte durch, um neue, umweltfreundlichere Methoden oder Technologien zu testen.

4. Förderung grüner Mobilität

Fahrgemeinschafts-Programme: Motivieren Sie die Mitarbeiter, Fahrten gemeinsam zu nutzen, um den CO_2-Fußabdruck zu verringern.

Anreize für umweltfreundlichen Verkehr: Bieten Sie Mitarbeitern, die sich für umweltfreundliche Verkehrsmittel wie Fahrräder oder öffentliche Verkehrsmittel entscheiden, Vorteile oder Belohnungen an.

5. Befähigung

Grüne Verantwortliche: Ernennen Sie Öko-Botschafter oder -Verantwortliche innerhalb des Teams, die grüne Initiativen anleiten und überwachen.

- **Prüfung und Feedback**: Bewerten Sie regelmäßig die Auswirkungen von Umweltinitiativen und geben Sie Feedback zu den erzielten Fortschritten.

6. Externe Zusammenarbeit

- **Grüne Partnerschaften**: Arbeiten Sie mit anderen Abteilungen oder Institutionen zusammen, um bewährte Verfahren auszutauschen und sich an gemeinsamen grünen Initiativen zu beteiligen.
- **Engagement für die Gemeinschaft**: Beteiligen Sie sich an lokalen Umweltaktivitäten, um das Engagement des Teams für Nachhaltigkeit zu stärken.

Die Vermittlung einer umweltbewussten Kultur geschieht nicht von heute auf morgen, aber mit Entschlossenheit, offener Kommunikation und kollektivem Engagement lassen sich bedeutende Fortschritte erzielen. Mit diesen Maßnahmen schützt das Team der Nuklearmedizin nicht nur die Umwelt, sondern stärkt auch seine Aufgabe, mit Respekt für unseren Planeten zu heilen.

Kapitel 21 :
DIE AUSBILDUNG
UND KARRIEREAUSSICHTEN

Spezialisierung in der Nuklearmedizin: Wege und Schulungen.

Die Nuklearmedizin, die an der Schnittstelle zwischen Biologie, Physik und Medizin angesiedelt ist, ist ein faszinierendes Fachgebiet, das einen großen Einfluss auf die Diagnose und Behandlung vieler Krankheiten hat. Wenn Sie sich für die Idee begeistern, mit radioaktiven Isotopen zu arbeiten und modernste Technologien einzusetzen, um Patienten zu helfen, erfahren Sie hier, wie Sie sich auf dieses Fachgebiet spezialisieren können.

1. Medizinische Grundstudien

Grundausbildung: Zunächst einmal ist eine allgemeine medizinische Ausbildung erforderlich. Die meisten Fachärzte für Nuklearmedizin beginnen mit einem Medizinstudium und erwerben so den Titel eines Doktors der Medizin.

2. Spezialisierung auf Nuklearmedizin

Facharztausbildung: Nach dem Medizinstudium ist eine Facharztausbildung in Nuklearmedizin unerlässlich. Diese postdoktorale Ausbildung dauert je nach Land in der Regel 4 bis 5 Jahre und konzentriert sich auf die klinische Praxis und die technischen Aspekte des Fachgebiets.

Zertifizierung und Akkreditierung: Am Ende der Facharztausbildung ist häufig eine Prüfung oder Zertifizierung erforderlich, um als Facharzt für Nuklearmedizin anerkannt zu werden.

3. Fort- und Weiterbildung

Seminare und Workshops: Die Technologie und die Techniken in der Nuklearmedizin entwickeln sich schnell weiter. Daher ist es wichtig, regelmäßig an Seminaren, Workshops und Konferenzen teilzunehmen, um auf dem neuesten Stand zu bleiben.

Forschung und Entwicklung : Viele Spezialisten entscheiden sich dafür, sich in der Forschung zu engagieren, um neue Techniken zu entwickeln oder bestehende Methoden zu verbessern.

4. Subspezialitäten

Nukleare Onkologie: Konzentration auf die Nutzung der Nuklearmedizin zur Diagnose und Behandlung von Krebserkrankungen.

Nuklearkardiologie: Einsatz der Nuklearmedizin zur Beurteilung und Behandlung von Herzerkrankungen.

Nukleare Endokrinologie: Spezialisierung auf Störungen der endokrinen Drüsen, insbesondere der Schilddrüse.

5. Ergänzende Kompetenzen

Ausbildung im Strahlenschutz: Wesentlich für die sichere Arbeit mit radioaktiven Materialien.

Kenntnisse in medizinischer Bildgebung: Für diejenigen, die sich auf Szintigraphie oder Positronen-Emissions-Tomographie (PET) konzentrieren möchten.

6. Networking und berufliche Zugehörigkeiten

Mitgliedschaft in Berufsverbänden: Die Mitgliedschaft in nuklearmedizinischen Verbänden oder Gesellschaften kann Möglichkeiten für Ausbildung, Forschung und Networking bieten.

Die Nuklearmedizin ist ein reiches und dynamisches Fachgebiet. Wenn Sie eine Facharztausbildung anstreben und sich kontinuierlich weiterbilden, können Sie nicht nur zum Fortschritt der Medizin beitragen, sondern auch einen tiefgreifenden Einfluss auf das Leben vieler Patienten haben.

Karriereentwicklungen : Management, Lehre, Forschung.

Die Nuklearmedizin bietet, wie jeder andere medizinische Bereich, eine Vielzahl von Wegen für diejenigen, die sich beruflich weiterentwickeln oder ihre Karriere diversifizieren möchten. Über die traditionelle klinische Rolle hinaus gibt es Möglichkeiten im Management, in der Lehre und in der Forschung, bei denen man seine Fähigkeiten erweitern, die klinische Praxis beeinflussen und zum Fortschritt der Wissenschaft beitragen kann.

1. Management und Führung

Abteilungsleiter/in: Die Leitung einer nuklearmedizinischen Abteilung umfasst nicht nur die Beaufsichtigung des medizinischen Personals, sondern auch die Verwaltung von Ressourcen, die Entwicklung von Richtlinien und das Treffen strategischer Entscheidungen für die Abteilung.

Medizinischer Direktor: Einige Fachkräfte steigen in eine Führungsrolle auf und beaufsichtigen mehrere Abteilungen oder sogar den gesamten medizinischen Betrieb einer Einrichtung.

Gesundheitsberater: Mit ihrem Fachwissen wenden sich einige Spezialisten der Beratung zu und helfen anderen Einrichtungen dabei, ihre nuklearmedizinische Praxis zu verbessern.

2. Unterricht

Professor oder Dozent: Wer eine Leidenschaft für die Vermittlung von Wissen hat, kann sich dafür entscheiden, an medizinischen Schulen oder in speziellen Ausbildungsprogrammen zu unterrichten.

Mentoring und Supervision: Die Übernahme einer Mentorenrolle für Assistenzärzte und junge Fachkräfte ist entscheidend für die Ausbildung der nächsten Generation von Fachärzten für Nuklearmedizin.

Entwicklung von Bildungsprogrammen : Die Erstellung und Aktualisierung von Bildungsprogrammen, um den Entwicklungen in der Nuklearmedizin gerecht zu werden, ist ebenfalls ein entscheidender Weg.

3. Suche

Klinischer Forscher: Viele Spezialisten entscheiden sich für eine Tätigkeit in der klinischen Forschung und erforschen neue Methoden, Behandlungen oder Technologien in der Nuklearmedizin.

Veröffentlichungen: Das Schreiben von Artikeln, Fallstudien und Rezensionen ist eine Möglichkeit, zur medizinischen Fachliteratur beizutragen und Entdeckungen mit der weltweiten medizinischen Gemeinschaft zu teilen.

Interdisziplinäre Zusammenarbeit: Die interdisziplinäre Natur der Nuklearmedizin bietet Möglichkeiten zur Zusammenarbeit mit anderen Fachgebieten, die zu gemeinsamen Innovationen und Entdeckungen führen.

Die Karriereentwicklung in der Nuklearmedizin ist sowohl herausfordernd als auch lohnend. Ob Führung, Ausbildung oder Forschung - die Möglichkeiten sind breit gefächert und ermöglichen es den Fachkräften, einen bleibenden Eindruck auf dem Gebiet zu hinterlassen. Indem sie weiter lernen und sich anpassen, können Nuklearmediziner auch weiterhin einen bedeutenden Einfluss auf die Gesundheit der Patienten und den Fortschritt der medizinischen Wissenschaft haben.

Professionelle Netzwerke und dedizierte Verbände.

Im weiten Feld der Nuklearmedizin ist die Einbindung in ein professionelles Netzwerk oder der Beitritt zu einem Fachverband von entscheidender Bedeutung für den kontinuierlichen Informationsaustausch, die Weiterbildung, die Verteidigung der Berufsrechte und den Austausch bewährter Verfahren. Diese Verbände und Netzwerke ermöglichen es nicht nur, Beziehungen aufzubauen, sondern auch, sich über die neuesten Innovationen, Forschungsstudien, technologischen Fortschritte und ethischen Herausforderungen auf dem Laufenden zu halten.

1. Weltweite Verbände

International Society of Nuclear Medicine and Molecular Imaging (SNMMI): Diese internationale Organisation hat sich zum Ziel gesetzt, den Austausch von Wissenschaft und Bildung in der Nuklearmedizin zu fördern.

World Federation of Nuclear Medicine and Biology (WFNMB): Sie bringt Fachleute aus der ganzen Welt zusammen und organisiert Konferenzen, Workshops und Schulungen.

2. Regionale und nationale Verbände

European Association of Nuclear Medicine (EANM): Sie spielt eine entscheidende Rolle bei der Förderung der Nuklearmedizin in Europa durch Kongresse, Veröffentlichungen und klinische Richtlinien.

Asian Association of Nuclear Medicine (AOFNMB): Sie dient der Gemeinschaft der Nuklearmedizin in Asien.

Nationale Verbände: Fast jedes Land hat seinen eigenen Verband oder seine eigene Gesellschaft für

Nuklearmedizin, die sich mit den spezifischen Fragen der jeweiligen Region oder Gesetzgebung befasst.

3. Spezialisierungs- und Subspezialisierungsgruppen

Verbände der Nuklearmedizintechnologen: Diese Verbände konzentrieren sich speziell auf Technologen, die eine entscheidende Rolle bei der Umsetzung von Verfahren und der Verwaltung der Ausrüstung spielen.

Gruppen, die sich **bestimmten Krankheitsbildern widmen**: Zum Beispiel Gruppen, die sich nur auf nukleare Kardiologie oder nukleare Onkologie konzentrieren.

4. Online-Foren und -Netzwerke

Diskussionsforen: Plattformen, auf denen Fachkräfte komplexe Fälle diskutieren, Ressourcen austauschen oder um Rat fragen können.

Social-Media-Gruppen: Gruppen auf Plattformen wie LinkedIn oder Facebook, die der Nuklearmedizin gewidmet sind.

Die Mitgliedschaft in einem beruflichen Netzwerk oder Verband bietet viele Vorteile, wie z. B. Ermäßigungen bei Konferenzen, Zugang zu Fachzeitschriften, die Möglichkeit, sich für Forschungsstipendien zu bewerben und vieles mehr. Noch wichtiger ist, dass dies den Fachleuten ein Gefühl der Zugehörigkeit zu einer Gemeinschaft vermittelt, die gemeinsam an der Verbesserung der Nuklearmedizin und damit der Patientenversorgung arbeitet.

Kapitel 22 :
DIE ENTWICKLUNG
DES BERUFSSTANDES: RÜCKBLICK AUF
DIE VERGANGENHEIT UND BLICK
IN DIE ZUKUNFT

Die historische Entwicklung
der Nuklearmedizin.

Die Nuklearmedizin, ein medizinisches Fachgebiet, das Chemie, Physik, Biologie und Medizin miteinander verbindet, hat seit ihren Anfängen einen beeindruckenden Weg zurückgelegt. Heute ist sie ein unschätzbares diagnostisches und therapeutisches Instrument, bei dem kleine Mengen radioaktiven Materials zur Diagnose, Beurteilung und Behandlung einer Vielzahl von Krankheiten eingesetzt werden. Lassen Sie uns gemeinsam diesen fesselnden Weg zurückverfolgen.

Die Ursprünge: Entdeckung der Radioaktivität
Ende des 19. Jahrhunderts begannen Wissenschaftler, sich für die von bestimmten Substanzen ausgehende Strahlung zu interessieren. Im Jahr 1896 entdeckte Henri Becquerel die Radioaktivität bei der Untersuchung von Uransalzen. Kurz darauf isolierten Pierre und Marie Curie Radium und Polonium und konsolidierten damit die Erforschung der Radioaktivität.
Die ersten medizinischen Anwendungen
Jahrhunderts wurden die heilenden Eigenschaften von Strahlung anerkannt, insbesondere bei der Behandlung von Tumoren. Ihre Anwendung war jedoch primitiv und oft gefährlich, da es an fundiertem Wissen fehlte.
Das Aufkommen künstlicher Isotope
1934 gelang es Frédéric und Irène Joliot-Curie, künstliche Isotope herzustellen. Diese Entdeckung öffnet die Tür für

die medizinische Verwendung radioaktiver Isotope, da sie speziell so konstruiert werden können, dass sie für einen kontrollierten Zeitraum Strahlung abgeben.

Die Geburt der Nuklearmedizin als Disziplin

Nach dem Zweiten Weltkrieg, mit dem Aufschwung der Nukleartechnologie und der zunehmenden Verfügbarkeit von radioaktiven Isotopen, die in Kernreaktoren produziert wurden, gab es immer mehr medizinische Anwendungen. In den 1950er Jahren wurden die ersten Schilddrüsenszintigraphien mit radioaktivem Jod durchgeführt.

Technologische Innovationen und Entwicklung der Bildgebung

Die 1960er und 1970er Jahre sind geprägt durch das Aufkommen von Gamma-Kameras und Computern, was die Entwicklung der Szintigraphie als bildgebendes Verfahren ermöglicht. In den 1980er Jahren kam die Positronen-Emissions-Tomographie (PET) auf, die eine wesentlich höhere Auflösung und die Möglichkeit zur Darstellung des Gewebestoffwechsels bot.

Das Zeitalter der Hybridisierung

Jahrhunderts ermöglicht die Kombination von PET mit Computertomographie (CT) eine Verschmelzung von funktionellen und anatomischen Bildern, wodurch ein umfassenderes Bild von Pathologien entsteht.

Integration mit der Molekularbiologie

In jüngster Zeit hat sich die Nuklearmedizin auf die Visualisierung molekularer Prozesse innerhalb des Körpers verlagert, wodurch sich Perspektiven für die personalisierte Medizin und gezielte Therapien eröffnen.

Die Geschichte der Nuklearmedizin ist die Geschichte einer Konvergenz zwischen der Grundlagenwissenschaft und dem Wunsch, Krankheiten besser zu verstehen, zu diagnostizieren und zu behandeln. Sie entwickelt sich weiter, mit neuen technologischen Fortschritten und sich ausweitenden klinischen Anwendungen, die eine noch glänzendere Zukunft für diese faszinierende Disziplin versprechen.

Die großen Akteure und Pioniere der Disziplin.

Die Nuklearmedizin wurde, wie viele andere medizinische und wissenschaftliche Disziplinen, von visionären Individuen geprägt, die durch ihre Entschlossenheit und ihren Einfallsreichtum die Grenzen des Wissens verschoben haben. Im Folgenden werden einige der Pioniere, die dieses Fachgebiet geprägt haben, kurz vorgestellt.

Henri Becquerel (1852-1908) : Dieser französische Physiker legte den Grundstein für die Nuklearmedizin, als er 1896 bei der Untersuchung von Uransalzen die Radioaktivität entdeckte. Seine grundlegende Entdeckung ebnete den Weg für die zahlreichen Anwendungen der Radioaktivität in der Medizin und darüber hinaus.

Pierre (1859-1906) und Marie Curie (1867-1934) : Dieses berühmte Forscherpaar spielte eine entscheidende Rolle bei der Isolierung und Erforschung von Radium und Polonium. Insbesondere Marie Curie war eine treibende Kraft bei der medizinischen Anwendung von Strahlung, vor allem während des Ersten Weltkriegs.

Frédéric (1900-1958) und Irène Joliot-Curie (1897-1956): Dieses Paar setzte die Arbeit von Marie und Pierre Curie fort und schaffte es 1934, künstliche radioaktive Isotope herzustellen, die die Tür zu gezielteren medizinischen Anwendungen öffneten.

Benedict Cassen (1902-1972): Dieser biomedizinische Ingenieur wird häufig für die Entwicklung der ersten funktionellen Gammakamera im Jahr 1950 anerkannt. Mit diesem Instrument konnten Bilder des menschlichen Körpers nach der Verabreichung radioaktiver Isotope erstellt werden, womit der Grundstein für die Szintigraphie gelegt wurde.

David E. Kuhl (1929-2017) : Als Pionier der Emissionstomographie entwickelte Kuhl in den 1960er Jahren die ersten Schnittbildverfahren und kam damit dem Aufkommen der PET um Jahre zuvor.

Hal O. Anger (1920-2005) : Anger, der oft als "Vater der Gammakamera" bezeichnet wird, entwarf und entwickelte in den 1950er Jahren die erste kommerziell einsetzbare Gammakamera, die nach wie vor ein wichtiges Werkzeug in der Nuklearmedizin ist.

Paul Harper (1921-2008) : Harper ist dafür bekannt, dass er die Idee der Radionuklidtherapie eingeführt hat, bei der radioaktive Isotope zur Behandlung von Krankheiten, insbesondere Schilddrüsenkrebs, eingesetzt werden.

Jeder dieser Pioniere hat durch seine Entdeckungen und Innovationen dazu beigetragen, die Nuklearmedizin, wie wir sie heute kennen, zu formen. Ihre Arbeit beeinflusst und inspiriert auch heute noch die heutigen Generationen von Forschern und Klinikern auf diesem Gebiet.

Zukunftsperspektiven und Herausforderungen für die neue Generation von Krankenpflegern.

An der Schwelle zu einem neuen technologischen Zeitalter und angesichts einer sich ständig verändernden medizinischen Landschaft sieht sich die neue Generation von Krankenpflegern in der Nuklearmedizin einem Horizont gegenüber, der mit Herausforderungen, aber auch mit großartigen Möglichkeiten gespickt ist.

Das Gewicht der technologischen Innovation: Technologische Fortschritte, von der Robotik bis zur künstlichen Intelligenz, versprechen, die Nuklearmedizin zu verändern. Krankenpfleger werden sich schnell anpassen, neue Fähigkeiten erwerben und mehr denn je die Schnittstelle zwischen Mensch und Maschine verstehen müssen, um eine optimale Patientenversorgung zu gewährleisten.

Humanisierung der Pflege in einer Hightech-Welt: Trotz der Flut an Technologie bleiben Empathie, Zuhören und Mitgefühl das Herzstück des Berufs. Die Herausforderung wird darin bestehen, diese Menschlichkeit in einer zunehmend digitalisierten Umgebung aufrechtzuerhalten und daran zu erinnern, dass hinter jedem Bild, jedem Datensatz ein menschliches Wesen steht.

Neue ethische Verantwortlichkeiten: Mit der Macht der Technologie kommen auch neue ethische Bedenken. Wie geht man zum Beispiel mit sensiblen Daten um? Oder wie kann man im Zeitalter der personalisierten Medizin eine faire Behandlung für alle Patienten sicherstellen? Die neue Generation von Krankenpflegern wird in diesen Debatten eine Vorreiterrolle einnehmen müssen.

Multidisziplinarität: Die Nuklearmedizin bringt es naturgemäß mit sich, dass man eng mit anderen Fachgebieten zusammenarbeiten muss. Die Fähigkeit zur interprofessionellen Kommunikation und die Fähigkeit, in multidisziplinären Teams zu arbeiten, werden entscheidender denn je sein.

Die *Bedeutung der Fortbildung*: Die Nuklearmedizin entwickelt sich rasch *weiter*. Krankenpfleger werden sich während ihrer gesamten Laufbahn der Fortbildung widmen müssen, nicht nur um auf dem neuesten Stand der Technik zu bleiben, sondern auch um zukünftige Trends zu antizipieren.

Stressbewältigung und psychische Gesundheit: Die zunehmende Komplexität der Pflege in Kombination mit dem Druck des Krankenhausumfelds kann die psychische Gesundheit belasten. Zu lernen, wie man mit Stress umgeht, Anzeichen von Burnout erkennt und bei Bedarf Hilfe in Anspruch nimmt, wird von entscheidender Bedeutung sein.

Globalisierung der Pflege: Im Zeitalter der Telemedizin und der internationalen Zusammenarbeit werden Krankenpfleger wahrscheinlich mit Patienten und Fachkräften aus der ganzen Welt zusammenarbeiten. Ein erhöhtes kulturelles Bewusstsein und ein Verständnis für internationale medizinische Praktiken werden daher unerlässlich sein.

Die Zukunft sieht gut aus für die Nuklearmedizin und im weiteren Sinne auch für Krankenpfleger in diesem Bereich. Obwohl die Herausforderungen zahlreich sind, bedeuten sie auch Chancen, zu lernen, zu wachsen und die Zukunft dieser faszinierenden Disziplin zu gestalten. Indem wir die neue Generation von Krankenpflegern mit den notwendigen Fähigkeiten, der Belastbarkeit und der Leidenschaft ausrüsten, können wir sicher sein, dass die Patientenversorgung in der Nuklearmedizin in guten Händen sein wird.

Schlussfolgerung

Nuklearmedizin : ein Feld, das sich ständig weiterentwickelt.

Die Nuklearmedizin, eine Disziplin an der Schnittstelle zwischen Physik, Biologie und Medizin, war schon immer das Ergebnis eines ständigen Strebens nach Innovation und Verbesserung. Seit ihren bescheidenen Anfängen in der Mitte des 20. Jahrhunderts hat sie sich zu einer der Säulen der medizinischen Diagnose und Behandlung gewandelt und dabei bislang unerforschte Horizonte eröffnet.

Das Grundprinzip der Nuklearmedizin beruht auf der Verwendung radioaktiver Substanzen, sogenannter Radiopharmaka, um bestimmte Krankheiten sichtbar zu machen, zu diagnostizieren und sogar zu behandeln. Was mit einfachen Bildern begann, hat sich zu hochentwickelten bildgebenden Verfahren wie der Positronen-Emissions-Tomographie (PET) oder der Szintigraphie entwickelt, die detaillierte Bilder von Stoffwechselprozessen im Körper liefern können.

Die technologische Entwicklung war die treibende Kraft hinter dieser Disziplin. Moderne PET-CT-Geräte kombinieren beispielsweise PET mit Computertomographie (CT) und ermöglichen eine genauere Darstellung von Stoffwechselanomalien, indem sie diese mit der anatomischen Struktur überlagern. Dies war eine revolutionäre Veränderung bei der Erkennung und Behandlung verschiedener Erkrankungen, insbesondere von Krebs.

Die Nuklearmedizin hört jedoch nicht bei der reinen Bildgebung auf. Sie hat ihr Spektrum erweitert und umfasst nun auch Behandlungen wie die gezielte interne Strahlentherapie. Bei diesen Protokollen zielen spezifische Radiopharmazeutika auf kranke Zellen ab und ermöglichen so eine selektive Zerstörung, während das umliegende gesunde Gewebe geschont wird.

Ethische und ökologische Herausforderungen haben diese Disziplin ebenfalls beeinflusst. Angesichts der wachsenden Besorgnis über die Strahlenbelastung wurden Techniken perfektioniert, um die Dosen zu minimieren und gleichzeitig den klinischen Nutzen zu maximieren. Ebenso ist der verantwortungsvolle Umgang mit radioaktiven Abfällen zu einer absoluten Priorität geworden.

Die Entwicklung der Nuklearmedizin war auch von interdisziplinärer Zusammenarbeit geprägt. Radiopharmazeuten, Medizinphysiker, Ärzte und Technologen arbeiten eng zusammen, um bestehende Techniken zu verbessern und neue zu entwickeln. Diese Synergie ist entscheidend, um die Grenzen dessen, was diese Disziplin erreichen kann, zu erweitern.

Mit Blick auf die Zukunft steht die Nuklearmedizin kurz davor, künstliche Intelligenz und Big Data zu umarmen, in der Hoffnung, die Behandlungen noch stärker zu personalisieren und die Genauigkeit der Diagnose zu verbessern. Auch Fortschritte in der Genomik und Molekularbiologie könnten den Weg zu noch gezielteren Therapien ebnen.

Die sich ständig weiterentwickelnde Nuklearmedizin verkörpert die Verschmelzung von Wissenschaft und Medizin, die immer auf der Suche nach neuen Methoden ist, um das Leben der Patienten zu verbessern. In einer Welt, in der Technologie und Medizin immer näher zusammenrücken, ist diese Disziplin bereit, eine entscheidende Rolle in der medizinischen Landschaft des 21. Jahrhunderts zu spielen.

Der Krankenpfleger : eine unumgängliche Säule der Patientenversorgung.

Krankenpfleger sind das Herzstück des Gesundheitssystems und spielen eine wichtige und vielseitige Rolle bei der ganzheitlichen Betreuung von Patienten. Der Krankenpfleger ist weit mehr als nur die Ausführung technischer Aufgaben, er ist der zentrale Akteur, der die Kontinuität, Qualität und Sicherheit der Pflege gewährleistet. Mit klinischem Fachwissen, der Fähigkeit zuzuhören und einem patientenzentrierten Ansatz ist sie unbestreitbar eine unverzichtbare Säule der Pflege.

Bei der Aufnahme des Patienten ist es häufig der Krankenpfleger, der zur ersten Anlaufstelle wird, der die Bedürfnisse des Patienten einschätzt, beruhigt und eine Vertrauensbeziehung aufbaut. Diese therapeutische Beziehung ist das Herzstück des Krankenpflegers. Sie fördert die Kommunikation, erleichtert das Verständnis der Behandlung und unterstützt den Patienten während seines gesamten Pflegeverlaufs.

Über die klinischen Fähigkeiten hinaus spielt der Krankenpfleger eine entscheidende Rolle bei der Koordinierung der Gesundheitsversorgung. Sie arbeitet mit einer Vielzahl von Gesundheitsfachkräften - Ärzten, Apothekern, Pflegehelfern, Sozialarbeitern, Psychologen und vielen anderen - zusammen, um eine ganzheitliche Versorgung des Patienten zu gewährleisten. Er ist das Scharnier zwischen diesen verschiedenen Akteuren und stellt sicher, dass die wichtigsten Informationen weitergegeben werden und der Patient eine kohärente und umfassende Versorgung erhält.

Auch die erzieherischen Fähigkeiten des Krankenpflegers sind von entscheidender Bedeutung. Sie sind oft diejenigen, die den Patienten und seine Familie über die Krankheit, die Behandlungen, die möglichen Nebenwirkungen oder auch über das Verhalten im Alltag aufklären. Dieser erzieherische Aspekt ist von entscheidender Bedeutung, um den Patienten in die Lage zu versetzen, seine Gesundheit selbst in die Hand zu nehmen, die Behandlungen zu verstehen und zu befolgen und seine Autonomie zu maximieren.
Aber die Rolle des Krankenpflegers geht noch weiter. Durch seine Nähe zum Patienten steht er an vorderster Front, wenn es darum geht, Veränderungen im Gesundheitszustand zu erkennen, Komplikationen vorauszusehen oder Schmerzen und Wohlbefinden des Patienten zu beurteilen. Sein scharfer Blick in Kombination mit seinem klinischen Fachwissen macht ihn zu einem wahren Hüter der Patientensicherheit.

Darüber hinaus stehen Menschlichkeit und Empathie im Mittelpunkt des Krankenpflegerberufs. In Momenten der Verletzlichkeit, des Schmerzes oder im Angesicht des Unbekannten ist die emotionale Unterstützung durch den Krankenpfleger genauso wichtig wie die technische Pflege. Sie spendet Trost, hört zu, versteht und begleitet den Patienten durch die Höhen und Tiefen seines Pflegewegs.

Der Krankenpfleger ist weit mehr als nur ein Ausführender von Aufgaben. Er ist der Hüter der Qualität der Pflege, der Verteidiger der Interessen des Patienten und das Bindeglied zwischen allen Akteuren des Gesundheitswesens. In einer sich ständig verändernden medizinischen Welt, in der die Technologie einen immer größeren Stellenwert einnimmt, bleibt die menschliche, nahe und wohlwollende Rolle des Krankenpflegers mehr denn je eine unverzichtbare Säule der Patientenversorgung.

Glossar medizinischer Fachbegriffe.

Szintigraphie: Bildgebungsverfahren, bei dem radioaktive Isotope verwendet werden, um die Aktivität eines Organs oder einer Körperregion sichtbar zu machen.

PET (Positronen-Emissions-Tomographie): Bildgebendes Verfahren, bei dem die Stoffwechselaktivität von Gewebe mithilfe radioaktiver Tracer gemessen wird.

Gammakamera: Gerät, das zum Nachweis der Strahlung verwendet wird, die von in den Körper eingebrachten radioaktiven Isotopen ausgeht.

Radiopharmazeutikum: Eine radioaktive Substanz, die in der Nuklearmedizin zur Diagnose oder Behandlung verwendet wird.

Radioaktives Isotop: Variante eines chemischen Elements, die Strahlung in Form von Partikeln oder Strahlen aussendet.

Strahlung: Energie, die in Form von Wellen oder Teilchen ausgestrahlt wird.

Strahlenschutz: Gesamtheit der Mittel, mit denen Einzelpersonen und die Umwelt vor den schädlichen Auswirkungen von Strahlung geschützt werden können.

Radioaktive Dosis: Die Menge an Radioaktivität, die einem Patienten oder einem Organ verabreicht oder von ihm aufgenommen wird.

Stochastische Effekte: Effekte, deren Auftretenswahrscheinlichkeit mit der Dosis steigt, deren Schweregrad aber nicht von der Dosis abhängt (z. B. Krebs).

Deterministische Effekte: Wirkungen, deren Schweregrad mit der Dosis zunimmt und die eine Mindestdosis benötigen, um sich zu manifestieren (z. B. Strahlenverbrennungen).

Ionisierende Strahlung : Strahlung, die genügend Energie besitzt, um Elektronen von Atomen oder Molekülen abzulösen, wodurch Zellen geschädigt oder getötet werden können.

PET-CT (Positronen-Emissions-Tomographie - Computertomographie): Eine Kombination aus PET und Computertomographie (CT), um funktionelle und anatomische Bilder in einer Sitzung zu erhalten.

Dosimetrie: Wissenschaft, die die Menge an Strahlung misst, die von einem Material oder Gewebe absorbiert wird.

Biodistribution: Verteilung einer Substanz, z. B. eines Radiopharmazeutikums, über die verschiedenen Gewebe des Körpers.

Radiologie: Ein Zweig der Medizin, der Strahlung zur Diagnose und Behandlung von Krankheiten einsetzt.

Telemedizin: Praxis der Fernmedizin mithilfe von Informations- und Kommunikationstechnologien.

Onkohämatologie: Medizinisches Fachgebiet, das sich der Erforschung und Behandlung von Krebs und Blutkrankheiten widmet.

Radiotoxizität: Toxizität aufgrund der Exposition gegenüber ionisierender Strahlung.

Radionuklidtherapie: Eine Behandlung, bei der Radionuklide eingesetzt werden, um Strahlung direkt an einen Tumor oder einen bestimmten Bereich des Körpers abzugeben.

Dieses Glossar bietet einen Überblick über einige der Schlüsselbegriffe, die mit Nuklearmedizin und Radiologie in Verbindung gebracht werden. Für den klinischen oder akademischen Gebrauch könnten ein umfassenderes Glossar und zusätzliche Quellen erforderlich sein.

Zusätzliche Ressourcen
und Empfehlungen für die Weiterbildung.

Bücher und Handbücher:
- "Essentials of Nuclear Medicine Imaging" von Fred A. Mettler und Milton J. Guiberteau.
- "Nuclear Medicine: The Requisites" von Harvey A. Ziessman, Janis P. O'Malley und James H. Thrall.

Fachzeitschriften:
- Journal of Nuclear Medicine (JNM)
- European Journal of Nuclear Medicine and Molecular Imaging (Europäisches Journal für Nuklearmedizin und molekulare Bildgebung)
- Seminare in Nuklearmedizin

Verbände und Gesellschaften:
- Society of Nuclear Medicine and Molecular Imaging (SNMMI)
- European Association of Nuclear Medicine (EANM)
- International Atomic Energy Agency (IAEA) - Sektion Nuklearmedizin

Online-Trainings und Webinare:
- SNMMI Learning Center: Bietet Kurse, Webinare und Online-Seminare für Berufstätige an.
- EANM e-Learning: E-Learning-Plattform für nuklearmedizinische Fachkräfte.

Konferenzen und Workshops:
- Jährliche Konferenzen, die von SNMMI, EANM und anderen relevanten Verbänden organisiert werden.
- Praktische Workshops zu spezifischen Themen wie Dosimetrie, Verwendung neuer Kameras oder Umgang mit Strahlenrisiken.

Zertifizierungsprogramme und Postgraduiertenausbildung:

Spezialisierte Zertifizierungen in Nuklearmedizin für Krankenpfleger, Techniker und Ärzte.

Facharztausbildungsprogramme in Nuklearmedizin für Ärzte.

Online-Ressourcen:

Radiopaedia: Eine kollaborative Referenzseite für Radiologie, die auch einen Abschnitt über Nuklearmedizin enthält.

Medscape: Eine Plattform für Angehörige der Gesundheitsberufe mit Artikeln, Fallstudien und Nachrichten aus dem Bereich der Nuklearmedizin.

Netzwerke für interdisziplinäre Zusammenarbeit:

Foren und Diskussionsgruppen, die der Nuklearmedizin gewidmet sind.

Zusammenarbeit mit ausländischen Zentren zum Austausch von Wissen und Praktiken.

Regulierungsbehörden und Normen:

Um über Standards und Regulierungen informiert zu sein, empfiehlt es sich, die Veröffentlichungen der IAEA und der nationalen Gesundheitsbehörden zu verfolgen.

Technologiebeobachtung:

Bleiben Sie durch Fachzeitschriften, Newsletter und Ausstellungen auf Konferenzen über technologische Fortschritte auf dem Laufenden.

Bücher und Handbücher:

"Handbuch der Nuklearmedizin" von Jean-Noël Talbot.

"Atlas der Knochenszintigraphie" von Françoise Montravers.

Fachzeitschriften:
  Nuklearmedizin - Funktionelle und metabolische Bildgebung
  Revue Française des Laboratoires
Verbände und Gesellschaften:
  Französische Gesellschaft für Nuklearmedizin und Molekulare Bildgebung (Société Française de Médecine Nucléaire et d'Imagerie Moléculaire, SFMN)
  Kanadische Gesellschaft für Nuklearmedizin (Canadian Nuclear Medicine Association, CNMA)
Online-Trainings und Webinare:
  Auf den Websites der SFMN und der ACMN werden häufig Schulungen, Online-Seminare und Webinare für Fachleute angeboten.
Konferenzen und Workshops:
  Jährliche Konferenzen, die von der SFMN, ACMN und anderen relevanten frankophonen Verbänden organisiert werden.
  Spezialisierte Workshops, die bei diesen Treffen angeboten werden.
Zertifizierungsprogramme und Postgraduiertenausbildung:
  Universitäts- und interuniversitäre Abschlüsse speziell im Bereich der Nuklearmedizin, die von verschiedenen französischsprachigen Universitäten angeboten werden.
Online-Ressourcen:
  Digital Campus in Radiology (CAMPUS R3): Französischsprachige Plattform, die Unterrichtsmodule für medizinische Bildgebung, einschließlich Nuklearmedizin, anbietet.
Netzwerke für interdisziplinäre Zusammenarbeit:
  Deutschsprachige Foren und Diskussionsgruppen, die auf Nuklearmedizin spezialisiert sind.

Regulierungsbehörden und Normen:
> Autorité de Sûreté Nucléaire (ASN) für Frankreich: reguliert u. a. medizinische Praktiken, bei denen Radionuklide verwendet werden.

Technologiebeobachtung:
> Um über technologische Fortschritte und neue Techniken auf dem Laufenden zu bleiben, sind die Newsletter der SFMN und der ACMN sowie die Veröffentlichungen der Ausrüstungslieferanten ausgezeichnete Ressourcen.

Für Fachkräfte der Nuklearmedizin ist es von entscheidender Bedeutung, sich kontinuierlich weiterzubilden. Nicht nur, um die Qualität der Versorgung zu gewährleisten, sondern auch, um in einem sich ständig weiterentwickelnden Fachgebiet auf dem neuesten Stand zu bleiben. Die französischsprachigen Ressourcen sind zwar manchmal weniger zahlreich als ihre englischsprachigen Pendants, aber sie sind von hoher Qualität und auf die Besonderheiten jedes Landes zugeschnitten.

www.ingramcontent.com/pod-product-compliance
Lightning Source LLC
Chambersburg PA
CBHW072159290526
45794CB00004B/1569